BLEIB JUNG MIT STRETCHING

Wichtiger Hinweis

Dieses Buch ist für Lernzwecke gedacht. Es stellt keinen Ersatz für eine individuelle medizinische Beratung dar und sollte auch nicht als solcher benutzt werden. Die in diesem Buch enthaltenen Ratschläge und Anleitungen sind möglicherweise nicht für jede Situation geeignet. Wenn Sie medizinischen Rat einholen wollen, konsultieren Sie bitte einen qualifizierten Arzt. Der Verlag und die Autorin haften für keine nachteiligen Auswirkungen, die in einem direkten oder indirekten Zusammenhang mit den Informationen stehen, die in diesem Buch enthalten sind.

1. Auflage 2022

Türkenstraße 89, 80799 München
info@yes-publishing.de

Redaktion: Rainer Weber
Umschlaggestaltung: Ivan Kurylenko (hortasar covers)
Illustrationen: © Christian Papazoglakis / IlloZoo
Satz: Müjde Puzziferri, MP Medien, München
Druck: Firmengruppe APPL, aprinta Druck, Wemding
Printed in Germany

ISBN Print 978-3-96905-093-4
ISBN E-Book (EPUB, Mobi) 978-3-96905-095-8
ISBN E-Book (PDF) 978-3-96905-094-1

JESSICA MATTHEWS

Bleib jung mit STRETCHING

Die besten Übungen und Workouts, um beweglich, aktiv und schmerzfrei zu bleiben

Aus dem Englischen von Max Limper

YES

Meinem wunderbaren Mann und meiner unglaublichen Mutter. Euch beiden Dank für eure bedingungslose Liebe und Unterstützung, die mich im Leben erdet und doch beweglich hält

INHALT

TEIL DREI: **DIE WORKOUTS**

KAPITEL 12: **Krankheiten und Beschwerden lindern** 173

KAPITEL 13: **Spezialisierte Übungsformen** 187

KAPITEL 14: **Individuelles Dehntraining** 199

Einführung

Seit mehr als 16 Jahren unterstütze ich Menschen beruflich dabei, sich besser zu bewegen, sich besser zu fühlen und das Leben in vollen Zügen zu genießen. Mein Interesse an Gesundheit und Fitness wurde geweckt, als ich die verheerenden Auswirkungen chronischer Krankheiten, wie etwa Diabetes, in meiner eigenen Familie unmittelbar miterlebte. Um mir und meinen Lieben eine bessere Lebensqualität zu ermöglichen, fing ich an zu lernen, wie eine gesunde Lebensweise – mit regelmäßiger körperlicher Bewegung – unser Wohlbefinden verbessern kann. Mir wurde schnell klar, dass eine Karriere im Fitnessbereich meine Berufung war. Also richtete ich mein Studium und meine berufliche Tätigkeit von Anfang an darauf aus, Menschen das Wissen und die Motivation zu einem gesünderen und aktiveren Leben zu vermitteln.

Als studierte Sportlehrerin, Fitnesskursleiterin und Personal Trainerin habe ich den größten Teil meiner Karriere damit verbracht, mein Wissen über den Körper zu vertiefen. Ich habe reihenweise Cardio-Gruppenkurse unterrichtet, darunter Step-Aerobic und Cardio-Kickboxen, und maßgeschneidertes Krafttraining für Einzelpersonen entwickelt. Nebenbei vertiefte ich mich im Rahmen meiner Bachelorarbeit in technische Abläufe, darunter Bewegungsphysiologie und Biomechanik.

Obwohl ich Flexibilitätstraining aus Büchern kannte und verstanden hatte, wie Stretching funktioniert, wurde mir erst bei meinem ersten Yogakurs wirklich klar, wie wichtig Flexibilität für die allgemeine Gesundheit und das Wohlbefinden ist. Zu der Zeit machte ich wie viele Menschen hauptsächlich Cardio- und Krafttraining, da war wenig bis gar keine Zeit für Stretching übrig. Da ich das Dehnen vor und nach dem Training weiterhin vernachlässigte, forderten die anspruchsvollen Sportkurse, die ich gab, ihren Tribut, ganz zu schweigen vom stundenlangen Sitzen in Seminaren und am Schreibtisch. Ich hatte ein ständiges Gefühl der Verspanntheit.

Ich werde nie vergessen, wie ich zum ersten Mal einen Fuß auf die Yogamatte setzte und peinlich berührt war von meinem extremen Mangel an Flexibilität. Sagen wir einfach, ich war weit davon entfernt, meine Zehen berühren zu können! Dank regelmäßiger Dehnübungen konnte ich mich bald wieder besser bewegen – nicht nur beim Sport, sondern auch im

Alltag. Ich erweiterte meinen Bewegungsspielraum, wurde immens gelenkig und wurde die Schmerzen los, an die ich mich gewöhnt hatte. Zudem gab mir die Zeit, die ich jeden Tag mit Dehnen und Atmen verbrachte, einen Sinn für die Schönheit der Entschleunigung und inneren Einkehr. Dadurch gewann ich die Fähigkeit, den Trubel und die Unwägbarkeiten in meinem Leben leichter zu bewältigen.

Mithilfe dieses Buches finden Sie hoffentlich das, was ich so lange suchen musste: einen Weg, um Fitness, Gesundheit und Wohlbefinden zu verbessern. Das Wissen, das ich hier an Sie weitergebe, stammt aus der neuesten wissenschaftlichen Forschung. Ich versuche, die gängigen Mythen über Stretching vom Tisch zu bekommen, und gebe Ihnen eine Reihe von einfachen Dehnübungen und Programmen für das Flexibilitätstraining an die Hand, damit Sie das Leben führen können, das Sie verdienen.

TEIL EINS

Die WISSENSCHAFT

Stretching für alle

So wie viele Tiere sind wir Menschen für *Bewegung* gemacht. Unser Körper ist darauf ausgerichtet, ein breites Spektrum an Bewegungen auszuführen. Aber aufgrund des technischen Fortschritts bewegen wir uns im Alltag weniger als früher. Wir nehmen den Aufzug, anstatt Treppen zu steigen. Wir fahren zum Supermarkt und parken dort möglichst nah am Eingang, statt einfach zu Fuß zu gehen. Wir sitzen auf dem Rasenmäher, statt ihn zu schieben, und blasen Laub, statt es zu fegen. Und wir schicken unzählige E-Mails hin und her, anstatt zum Kollegen zu gehen und von Angesicht zu Angesicht zu sprechen. Und so sitzen wir, Stunde um Stunde.

Jede in diesem Buch vorgestellte Dehnübung ist in leicht umsetzbare, nummerierte Schritte unterteilt, in denen die richtige Ausführung der Bewegung beschrieben wird. Dazu liefere ich Informationen über die Wirkung jeder Übung und die Körperregionen, die vorrangig gedehnt werden. Mit meinen Tipps zur Feinabstimmung der Dehntechnik und zum Variieren der Übungen durch Hilfsmittel und Stützen (Tisch, Wand, Stuhl) können Sie das Dehnprogramm leichter oder schwieriger machen und Ihrem aktuellen Fitnesslevel anpassen. So erzielen Sie optimale Ergebnisse.

Stretching ist keine neue Idee. Es kommt in literarischen und bildlichen Darstellungen aus der ganzen Welt und aus allen Epochen vor. Stretching spielte immer schon eine große Rolle bei körperlichen Betätigungen – in früheren Jahrhunderten ebenso wie in heutigen Sport- und Therapieprogrammen und sogar bei militärischen Ausbildungsprogrammen. Richtig ausgeführt, fühlt sich Stretching physisch wie auch psychisch gut an und verbessert die allgemeine Fitness. Je nach Alter, Lebensstil, körperlicher Verfassung und vorhandener Flexibilität lassen sich Dehnübungen den persönlichen Bedürfnissen und Zielen anpassen. Wenn Sie die in diesem Buch vorgestellten Dehnübungen regelmäßig und mit einem Gefühl von Leichtigkeit und Entspannung durchführen, werden Sie Ihre Beweglichkeit drastisch verbessern und Ihre allgemeine Lebensqualität zum Positiven verändern.

KAPITEL 1

WARUM STRETCHING FUNKTIONIERT

Flexibilität ist für die körperliche Fitness unerlässlich. Wir erhöhen die Flexibilität durch Stretching. *Flexibilität* wird definiert als der Bewegungsspielraum eines Gelenks. Jedes unserer Gelenke verfügt über einen eigenen Bewegungsspielraum. Deshalb gibt es keinen festen Maßstab, an dem sich »gute« Flexibilität messen ließe, beispielsweise an der Fähigkeit, die Zehen zu berühren. Vielmehr sollte man als gesunder Erwachsener in der Lage sein, jedes einzelne Gelenk oder jede Kette von Gelenken fließend, schmerzfrei und unbeschwert durch die gesamte Bewegungsspanne (Range of Motion) zu führen. Auch wenn der Flexibilitätsgrad von Faktoren wie dem Alter abhängt (siehe Kapitel 3), sind die Mechanismen der Flexibilität für uns alle gleich, da unsere Muskeln dieselbe Struktur und Funktionsweise haben.

Kleine Muskelkunde

Wir alle haben drei verschiedene Arten von Muskelgewebe in unserem Körper. Davon ermöglicht besonders die Skelettmuskulatur die Bewegung der Gelenke. Unterschiedliche Muskeln im Körper erzeugen verschiedene Arten von Bewegungen, indem sie sich verkürzen oder zusammenziehen, während andere Muskeln sich verlängern oder dehnen müssen. Dieses Arbeiten gegeneinander erzeugt letztendlich die kontrollierten Körperbewegungen.

In unseren Workouts isolieren wir oft Muskeln und Bewegungen. Aber unser Körper ist eher eine kinetische Kette, in der einzelne Muskelgruppen verbunden sind und als eine Einheit zusammenarbeiten. Damit wir flüssige Bewegung und Flexibilität erreichen, muss eine Ausgewogenheit zwischen den verschiedenen Muskeln vorhanden sein. Wenn sich die Muskeln auf beiden Seiten eines Gelenks in ihrer Zugkraft gleichkommen, können wir das Gelenk in alle Richtungen frei bewegen. Ist dagegen einer der Muskeln chronisch verspannt, dann schwächt dies die gegenüberliegenden Muskeln und führt zu Verschleiß an den Gelenken.

Wenn Muskeln ständig fest, angespannt und zusammengezogen sind, werden sie schwächer und weniger geschmeidig. Schlechte Körperhaltung, falsche Technik bei der Ausführung von Alltagstätigkeiten, sich ständig wiederholende Bewegungen und langes Sitzen führen häufig zu verspannten Muskeln. Deshalb ist regelmäßiges Dehnen mit abwechselnden Techniken für die allgemeine Gesundheit und das Wohlbefinden so wichtig.

Die Studienlage

Zahlreiche Studien haben ergeben, dass wir eine bessere Lebensqualität und andere langfristige Vorteile genießen, wenn wir vielfältige Dehnübungen in unseren Alltag einbeziehen. Zu diesen positiven Auswirkungen gehören:

VERRINGERTE STEIFHEIT Laut einer im *Journal of Sports Sciences* veröffentlichten Studie aus dem Jahr 2009 reichen schon zweimal 30 Sekunden statische Dehnung, um die Steifheit der Unterschenkelmuskulatur deutlich zu verringern.

MEHR FUNKTIONALITÄT Einer Studie aus dem Jahr 2009 im *Kaohsiung Journal of Medical Sciences* zufolge können Patienten mit Kniearthrose ihren Bewegungsspielraum bzw. ihren Bewegungsumfang (besagte Range of Motion) und ihre allgemeine Kniestabilität verbessern, indem sie Krafttraining mit statischer Dehnung und PNF (*proprioceptive neuromuscular facilitation,* siehe Seite 23) kombinieren.

SCHMERZLINDERUNG Laut einer 2007 im *Journal of Rehabilitation Medicine* erschienenen Studie ließen nach einem vierwöchigen Dehnprogramm die unspezifischen Nackenschmerzen von Frauen nach.

LEISTUNGSSTEIGERUNG 2008 hat eine Forschungsstudie im *Journal of Strength and Conditioning Research* ergeben, dass ein vierwöchiges Aufwärmprogramm mit Dehnübungen die Schnelligkeit, Energie, Muskelkraft und Ausdauer von Sportlern steigert.

ERWEITERTER BEWEGUNGSUMFANG Personen im Alter von 60 bis 70 Jahren können laut einer Studie aus dem Jahr 2012, die im *Journal of Strength and Conditioning Research* veröffentlicht wurde, den Bewegungsumfang von Hüft- und Schultergelenken erheblich erweitern, wenn sie über einen Zeitraum von 13 Wochen zweimal pro Woche statische Dehnübungen durchführen.

BESSERE BALANCE Indem man nur drei statische Dehnübungen für die wichtigsten Beinmuskeln durchführt und jeweils 15 Sekunden lang hält, kann der Gleichgewichtssinn deutlich verbessert werden, so eine Studie des *Journal of Strength and Conditioning Research* aus dem Jahr 2009.

MINDERUNG VON ANGSTSTÖRUNGEN UND DEPRESSIONEN Durch ein umfassendes siebentägiges Yogaprogramm mit Dehnübungen und Achtsamkeits-Atemtechniken gingen bei Teilnehmern mit chronischem Kreuzschmerz Angstgefühle, Depressionen und Schmerzen zurück, berichtete 2012 das Fachjournal *Complementary Therapies in Medicine*.

Was Dehnübungen bringen

Wenn Sie Ihre Flexibilität steigern, wirkt sich das in vielerlei Hinsicht bereichernd auf Ihr Leben aus. Die verbesserte Beweglichkeit verringert Schmerzen, verbessert die Körperhaltung und macht körperliche Aktivität angenehmer. Wenn der Bewegungsumfang durch verspannte, steife Muskeln eingeschränkt ist, wirkt sich dies nicht nur negativ auf die Beweglichkeit beim Sport und bei Alltagstätigkeiten aus, sondern auch darauf, wie man sich körperlich und geistig fühlt. Egal, ob man mit einem bestimmten Fitnessziel trainiert oder sich einfach bei der Hausarbeit leichter bewegen möchte, auf jeden Fall profitiert man auf vielfältige Weise von regelmäßigen Dehnübungen.

STRESSABBAU UND KÖRPERLICHE ENTSPANNUNG

Wenn man unter chronischem Stress leidet, laufen im Körper eine Reihe von unerwünschten Reaktionen ab, darunter Angstgefühle, Müdigkeit und Verspannungen. Übermäßige Muskelverspannungen können den Blutdruck, den Herzschlag und die Atemfrequenz erhöhen und auch zu Schmerzen und Steifheit im Nacken und im unteren Rückenbereich führen. Tatsächlich leiden 80 Prozent von uns anfallsweise an Rückenschmerzen. Wer jedoch regelmäßig Dehnübungen durchführt, kann Studien zufolge Blutdruck, Puls und Atemfrequenz senken, Stress abbauen und chronische Nackenschmerzen und Schmerzen im unteren Rücken lindern.

GESTEIGERTE LEISTUNGSFÄHIGKEIT

Unabhängig von ihrer jetzigen körperlichen Verfassung kann Stretching Ihnen sowohl kurzfristig als auch langfristig Vorteile bringen. Kurzfristige Besserung kann sich gleich nach dem Stretching einstellen, aber auch erst nach sieben bis zehn Einheiten Intensivprogramm oder nach drei bis vier Wochen regelmäßigem Üben mindestens zweimal pro Woche.

Durch Dehnübungen können Sie Ihre Muskelkraft, Beweglichkeit, Kraft und Geschwindigkeit allmählich verbessern. Und als Teil eines umfassenden Fitnessprogramms – mit Krafttraining zur Stärkung der für die Körperhaltung wichtigen Muskeln – verbessert Flexibilitätstraining auch das Gleichgewicht und mit der Zeit auch die Ausrichtung des Körpers, sodass die Bewegungen energischer und effizienter werden.

VERMEIDEN VON VERLETZUNGEN, MUSKELKATER UND KRÄMPFEN

Zwar fehlen noch eindeutige Beweise, aber einige vielversprechende Forschungsergebnisse deuten darauf hin, dass wir durch Stretching Muskelkater verhindern, Muskelkrämpfe lindern und das Verletzungsrisiko senken können. Lästigem Muskelkater kann man vorbeugen, indem man die Länge und Intensität des Trainingsprogramms mit der Zeit *schrittweise* erhöht. Das ist besonders wichtig, wenn man gerade erst anfängt. Durch richtiges Aufwärmen vermeidet man möglicherweise auch jenen besonders starken Muskelkater, der erst verzögert einsetzt und normalerweise innerhalb von ein bis zwei Tagen nach dem Training auftritt (*delayed-onset muscle soreness* = DOMS). Ein richtiges Warm-up erhöht die Körpertemperatur, bereitet den Körper auf die kommenden Bewegungen vor und verhindert Zerrungen, Verstauchungen oder Risse an kalten Muskeln und Sehnen. Durch regelmäßiges Stretching werden Muskelkrämpfe seltener und schwächer, was Unwohlsein nach dem Training minimiert.

KAPITEL ZWEI

RICHTIG STRETCHEN

Dehnübungen haben den Zweck, den Bewegungsspielraum um die wichtigsten Gelenke zu vergrößern und die Muskeln zu längen. Ein umfängliches Flexibilitätstraining umfasst Übungen für die wichtigsten Muskel-Sehnen-Verbindungen von Fußgelenken, Beinen, Hüften, Rücken, Rumpf, Brust, Schultern und Nacken. Dabei werden unterschiedliche Dehnungsansätze und -techniken eingesetzt.

Was macht einen guten Stretch aus?

Gute Bewegung erfordert das Zusammenwirken von Nerven, Bindegewebe und Muskeln. Daher ist es wichtig, dass man bei seiner Stretching-Routine verschiedene Aspekte beachtet. Mit einer »guten« Dehnung bewegt man im Grunde genommen die beiden Enden des Muskels – in der Anatomie Ursprung und Ansatz – voneinander weg, und zwar in der Richtung, in der die Muskelfasern verlaufen. Damit eine Muskelfaser länger werden kann, muss eine äußere Kraft auf sie einwirken. Dazu kann man alles Mögliche verwenden: Schwerkraft, Schwung, Körpergewicht, von einem Partner ausgeübter Widerstand, Hilfsmittel wie ein Handtuch oder Schlaufen oder Bänder.

Neben den Muskeln müssen wir beim Stretching auch die Faszien beachten. Die Faszien sind das dichte Netz aus Bindegewebe, das dem Körper Struktur und Stabilität verschafft. Es umhüllt die einzelnen Körperteile und verbindet sie zu einer integrierten Einheit. Funktioniert das Bindegewebe so, wie es soll, dann fühlt sich jede Bewegung uneingeschränkt und schmerzfrei an. Durch Verletzungen, schlechte Körperhaltung oder monotone Belastungen werden die Faszien jedoch fester und enger, sodass die Bewegungsfreiheit eingeschränkt wird.

STATISCHES STRETCHING

Das statische Stretching gilt als die am weitesten verbreitete Form des Flexibilitätstrainings und besteht aus einem passiven Dehnansatz. Es geht darum, einen Muskel bis zu dem Punkt zu dehnen, wo es leicht unangenehm wird, und diese Dehnung über einen längeren Zeitraum ohne weitere Bewegung beizubehalten. Für das statische Stretching gilt die Empfehlung, die Dehnung bei jeder Wiederholung 15 bis 30 Sekunden lang zu halten. Menschen über 65 Jahre oder solche zwischen 50 und 64 Jahren mit chronischen Erkrankungen oder körperlichen Einschränkungen, die sich auf ihre körperliche Fitness und Beweglichkeit auswirken, haben mehr davon, wenn sie statische Dehnungen etwas länger halten, nämlich 30 bis 60 Sekunden pro Wiederholung. Im Allgemeinen sollte man jede Flexibilitätsübung pro Gelenk insgesamt 60 Sekunden lang ausführen. Dies kann durch zwei- bis viermaliges Wiederholen der Übung erfolgen, je nachdem, wie lange die einzelnen Wiederholungen gehalten werden.

DYNAMISCHES STRETCHING

Dynamisches Stretching nutzt einen aktiveren Dehnansatz, bei dem die Gelenke durch kombinierte Moves mit kontrollierter Geschwindigkeit durch ihren gesamten Bewegungsspielraum geführt werden. Diese Art des Stretchings ist oft ein Teil des Aufwärmtrainings bei Fitness und Sport. Im Grunde genommen ist es eine »Generalprobe« für das Zusammenspiel von Nerven und Muskeln – das sogenannte neuromuskuläre System – und dient der Vorbereitung auf die darauffolgenden intensiveren Anstrengungen. Beginnen sollte man mit einfachen Bewegungen, die den gesamten Spielraum ausreizen, sowohl vorwärts als auch rückwärts, beispielsweise mit Schulterrollen, bevor man zu Seitwärts- und Kreisbewegungen übergeht. Idealerweise führt man jede dynamische Dehnübung mit insgesamt 10 Wiederholungen in gleichmäßigem Tempo aus.

PNF-STRETCHING

PNF bedeutet *proprioceptive neuromuscular facilitation* und bezeichnet eine spezielle Dehntechnik, die aus der Reha-Physiotherapie stammt. Dieser Ansatz kombiniert Muskelanspannung mit wenig bis keiner Bewegung im Gelenk – auch isometrische Muskelkontraktion genannt – mit statischem Stretching. Es gibt verschiedene Varianten des PNF-Stretchings, aber ein gängiger Ansatz ist die Anspannen-Entspannen-Technik, bei der man den zu bearbeitenden Muskel erst kontrahiert und dann mithilfe eines Partners oder von Hilfsmitteln wie Handtuch oder Bändern entspannt und dehnt. Für die Ausführung einer PNF-Dehnübung zieht man den Muskel drei bis sechs Sekunden lang zusammen und lässt darauf pro Wiederholung 10 bis 30 Sekunden statisches Stretching folgen.

Indem man auf die Kontraktion eine statische Dehnung folgen lässt, aktiviert man den Muskel auf der einen Seite des Gelenks, wodurch der gegenüberliegende Muskel gezogen und effektiv gedehnt wird.

MYOFASCIAL RELEASE

Auch wenn es sich genau genommen nicht um eine Dehnungstechnik handelt, verbessert Myofascial Release die Beweglichkeit der Gelenke. Diese Art der Massage oder Selbstmassage löst Verspannungen im Bindegewebe und verbessert gezielt die Flexibilität der darunterliegenden Muskeln. Ein ausgebildeter Physiotherapeut kann Ihnen zeigen, wie Myofascial Release funktioniert, und natürlich können Sie diese Technik mithilfe einer Massagerolle aus Hartschaum oder eines ähnlichen Hilfsmittels an sich selbst praktizieren. Solche Hartschaumrollen, die auch als Faszienrollen bekannt sind, gibt es in verschiedenen Härtegraden, die unterschiedliche Intensitäten und Empfindungen ermöglichen.

Mit kleinen, stetigen Hin-und-her-Bewegungen der Hartschaumrolle üben Sie 30 bis 60 Sekunden lang Druck auf bestimmte Muskelpartien aus. Wenn eine Körperregion besonders empfindlich ist und die Hin-und-her-Bewegung nicht schmerzfrei erträgt, können Sie die Rolle je nach Schmerzempfindlichkeit direkt auf die betroffene Stelle oder gleich daneben aufsetzen und einfach nur Druck ausüben.

Stretching mit Bedacht

Das American College of Sports Medicine (ACSM) empfiehlt, an wenigstens zwei oder besser drei Tagen pro Woche Flexibilitätstraining durchzuführen, wobei tägliches Stretching am effektivsten ist. Um den Bewegungsumfang eines Gelenks zu erweitern, sollte man passive statische Dehnungen bis an den Punkt führen, wo die Dehnung spürbar oder leicht unangenehm wird, *jedoch niemals über die Schwelle, an der es schmerzhaft wird.*

Interessanterweise verfügen unsere Muskeln über integrierte Sicherheitsmechanismen zum Selbstschutz. Wird ein Muskel zu rasch oder zu stark gedehnt, dann setzt eine unwillkürliche Reaktion ein, die als Dehnreflex bezeichnet wird: Der Muskel zieht sich zusammen, um sich vor Verletzungen zu schützen. Auch wenn diese eingebaute Schutzfunktion hilfreich ist, sollten Sie dennoch ein maßvolles Bewegungstempo und die richtige Technik einhalten, damit das Stretching gefahrlos bleibt, keine Schmerzen oder Verletzungen auftreten und jede Übung ihre optimale Wirkung entfaltet.

WARM-UP

Bei körperlicher Betätigung ist die richtige Vorbereitung – sowohl physisch als auch psychisch – genauso wichtig, wenn nicht sogar noch wichtiger als die Durchführung der Aktivität selbst. Mit der richtigen Herangehensweise stellt man sich ein umfassendes Aufwärmtraining zusammen, das die Muskeln auf den Sport oder die Tätigkeit vorbereitet. Dies trägt zur Verringerung des Verletzungsrisikos bei, denn eventuelle muskuläre Dysbalancen werden behoben, und die Bewegungsfreiheit wird verbessert. Auch wenn es nicht die eine »richtige« Art des Aufwärmens gibt, sind doch einige wichtige Punkte zu beachten.

Ein anständiges Aufwärmtraining sollte Muskeln und Bindegewebe effektiv auf Beanspruchung vorbereiten. Um angespannte Muskeln zu entspannen, kann man besonders an schmerzenden oder empfindlichen Stellen Myofascial Release einsetzen. Hartschaumrollen eignen sich hervorragend, um Druck auf bestimmte Körperregionen auszuüben, in denen man die Durchblutung steigern und die Gelenke lockern möchte. Bearbeitet man beispielsweise den oberen und mittleren Rücken, kann man sich leichter drehen. Wer die Beweglichkeit der Gelenke weiter erleichtern und gleichzeitig den Körper allmählich aufwärmen möchte, bezieht auch dynamisches Stretching ins Aufwärmtraining ein. Durch Anwendung dieser Dehnmethoden verbessert man die Beweglichkeit in den vier wichtigsten Körperregionen:

1. Fußgelenke
2. Hüfte
3. Oberer Rücken
4. Schultern

Übungen wie Beinschwingen (Seite 96) und Achterkreisel mit Stütze (Seite 98) sind eine großartige Ergänzung des Aufwärmtrainings, ebenso Beugen und Strecken (Seite 50) und andere funktionale Übungen, die Alltagsbewegungen wie das Hinsetzen oder Treppensteigen nachahmen. Sie erhöhen die Körpertemperatur, lindern eventuelle Probleme mit bestimmten Bewegungen, verbessern die Bewegungsfreiheit und verringern das Verletzungsrisiko. Dynamische Dehnübungen sollten intensiv genug sein, um die Körpertemperatur allmählich zu erhöhen, aber nicht so intensiv, dass man danach zu erschöpft für die Aktivität ist, für die man sich aufgewärmt hat.

COOL-DOWN

Es ist nicht nur wichtig, im Aufwärmteil des Trainings Körpertemperatur und Herzfrequenz in kleinen Schritten zu erhöhen, wichtig ist auch, die Bewegungsintensität in der Abkühlphase nur allmählich zu verringern. Wer sich die Zeit nimmt, die Herzfrequenz zu senken und die Trainingsintensität beispielsweise durch langsames bis mäßig schnelles Gehen oder Joggen zu verringern, erlaubt dem Blut den Rückfluss zum Herzen, da immer noch erhebliche Mengen an Blut in die Muskeln strömt, die eben noch gearbeitet haben. Hört man abrupt mit intensivem Training auf, kann sich das Blut in den unteren Extremitäten ansammeln, was zu Schwindelgefühlen oder sogar Ohnmacht führen kann. Seien Sie vorsichtig und geben Sie Ihrem Körper genug Zeit, um von höchster Anstrengung wieder in den Ruhezustand zurückzukehren. Damit ersparen Sie sich womöglich auch den Muskelkater und sorgen für eine entspanntere Muskulatur.

Studien deuten darauf hin, dass Flexibilitätstraining dann am meisten bringt, wenn der Körper warm ist, beispielsweise nach einer Radfahrt oder nach einem Satz Liegestütze. Statisches Stretching sollte man also lieber in der Abkühlphase durchführen. Bevor Sie beim Cool-down mit dem Dehnen beginnen, sollten Sie etwas Myofascial Release einlegen, um besonders verspannte Bereiche zu lockern. Die Hartschaumrolle löst Verspannungen und entlastet steif gewordene Stellen im Körper, beispielsweise die Gesäßmuskeln oder den oberen

Rücken. Wenn Sie auf Myofascial Release statische Dehnübungen wie Nadelöhr (Seite 92) oder Drehung in Rückenlage (Seite 72) folgen lassen, steigern Sie Ihre Flexibilität und Beweglichkeit und verbessern sogar Ihre Körperhaltung.

Dauer und Zusammensetzung der Abkühlphase richten sich nach der Art und der Intensität der absolvierten Anstrengung, nach dem aktuellen Fitnesslevel, dem persönlichen Gesundheitszustand, den individuellen Fitnesszielen und der verfügbaren Zeit.

ATMEN UND ZÄHLEN

Die richtige Atmung spielt beim Stretching eine wichtige Rolle. Langsames, rhythmisches, achtsames Atmen – durch die Nase ein und aus – wirkt entspannend. Die Schlagzahl der Atemzüge gibt auch darüber Aufschluss, wie intensiv man dehnen sollte. Stellt man zu irgendeinem Zeitpunkt während einer Dehnübung fest, dass der Atem stockt oder anhält, sollte man dies zum Anlass nehmen, um die Dehnintensität zurückzunehmen, damit man wieder frei und natürlich atmen kann.

Der Atem ist auch ein gutes Mittel, um Dehnübungen einzuleiten und zu beenden. Wenn man eine statische Dehnübung durchführt, beispielsweise die Vorbeuge mit Bruststreckung (Seite 108), atmet man ein, während man mit korrekt ausgerichtetem Körper die Wirbelsäule lang macht. Dann atmet man wieder aus, während man sich vornüberbeugt, und am Endpunkt der Dehnung atmet man frei durch die Nase ein und aus. Beim Ausatmen entspannen sich das Zwerchfell und die Muskeln der Brusthöhle, sodass sich die zu dehnenden Muskeln noch weiter entspannen.

Indem man sich auf die bewusste Atemführung konzentriert, kann man auch nachvollziehen, wie lange man die Dehnung hält, ohne die Uhr im Auge behalten zu müssen. Wenn man davon ausgeht, dass ein durchschnittlicher Erwachsener 12 bis 20 Atemzüge pro Minute benötigt, kann man bei jeder statischen Dehnübung eine Dauer von 15 Sekunden sicherstellen, indem man bei jeder Wiederholung fünf langsame, kontrollierte Atemzüge zählt. Diese Methode ist einfacher, genauer und verlässlicher als das Abzählen von 15, 30 oder 60 Sekunden beim Dehnen.

HILFSMITTEL

Das Schöne am Stretching ist, dass es praktisch überall und jederzeit und ohne teure Ausrüstung durchgeführt werden kann. Aber für bestimmte Dehnübungen im Rahmen des Flexibilitätstrainings brauchen Sie möglicherweise einige kostengünstige Hilfsmittel oder Haushaltsgegenstände, um die Übungen an Ihre persönlichen Bedürfnisse anzupassen.

Bei Übungen im Sitzen wie dem Halben Drehsitz (Seite 88) nehmen Sie womöglich bequemer auf einem gefalteten Badetuch Platz. Das Handtuch hilft auch dabei, das Becken richtig zu positionieren und die Haltung zu verbessern.

Ein unter die Knie gelegtes Handtuch sorgt bei Übungen wie der Rückendehnung im Knien (Seite 78), die in einer knienden Position beginnen, für mehr Halt. Und bei Übungen wie der Kopf-bis-Fuß-Dehnung (Seite 80) kann man den unteren Rücken mit einem zusammengerollten Handtuch stützen.

Ich finde bei Übungen wie der Schienbeindehnung (Seite 118) einen stabilen Stuhl hilfreich. Auch eine Tür oder eine Wand lassen sich bei Übungen wie dem Tiefen Ausfallschritt an der Wand (Seite 110) oder der Bizepsdehnung (Seite 56) als Fixpunkt nutzen.

Mithilfe von Bändern, Gurten, Schlaufen oder eines Handtuchs kann man sich gefahrlos dehnen, indem man die angewendete Kraft mäßigt, um den Körper nicht zu überfordern, beispielsweise bei der Schenkeldehnung im Liegen (Seite 104). Styroporklötze, wie sie in Yogakursen verwendet werden, können auch zum Modifizieren von Dehnübungen verwendet werden. Solche Yogablöcke helfen etwa beim Schmetterling (Seite 90), indem man einen Block stützend unter jedes Knie schiebt.

Und wie bereits erwähnt, sind Hartschaumrollen (Faszienrollen) eine kostengünstige, vielseitige und lohnende Anschaffung für den Gebrauch beim Myofascial Release (siehe Seiten 66, 94 und 120).

KAPITEL DREI

STRETCHING INDIVIDUELL FÜR SIE

Bevor Sie sich auf die Dehnübungen stürzen, sollte Sie sich bewusst machen, dass keine zwei Menschen den gleichen Körper haben. Deshalb gehen Sie wahrscheinlich auf Ihre ganz eigene Weise an Ihr Flexibilitätstraining heran. Möglicherweise stellen Sie sogar fest, dass sich Ihr Körper jeden Tag anders anfühlt.

Jeder Mensch ist anders

Weil Sie wie jeder Mensch einzigartig sind, sollten Sie jeden Tag auf *Ihren* Körper hören und genau darauf achten, wie sich eine Dehnübung in dem Moment anfühlt, statt darauf, wie weit Sie die Dehnung schaffen. Schließlich soll Ihr persönliches Flexibilitätstraining ein entspannendes und erfrischendes Erlebnis für Körper und Geist sein, ein Erlebnis, das Ihre Gesundheit und Ihr Wohlbefinden fördert und nährt.

STRETCHING IN JEDER LEBENSPHASE

Dehnübungen sind für jeden Menschen wichtig, unabhängig vom Alter, aber wenn wir älter werden, erfahren wir besondere Veränderungen in unserem Körper. Bei vielen von uns nehmen nämlich Muskelkraft und Flexibilität mit zunehmendem Alter ab, besonders wenn wir nicht körperlich aktiv sind. Tatsächlich verschlechtert sich bei manchen die Flexibilität in bestimmten Körperregionen um 50 Prozent. Mit zunehmendem Alter nehmen Größe und Anzahl der Muskelfasern in unserem Körper ab. Erstaunlicherweise verlieren wir, wenn wir nicht regelmäßig Krafttraining betreiben, ab dem 30. Lebensjahr etwa ein halbes Pfund Muskeln pro Jahr, was zweieinhalb Kilo pro Jahrzehnt ergibt. Da wir Muskelmasse verlieren, werden die Muskelfasern durch Kollagen ersetzt, das mit zunehmendem Alter immer dichter und steifer wird und unsere Beweglichkeit einschränkt. Darüber hinaus gehen mit zunehmendem Alter auch die elastischen Fasern in Knorpelgewebe, Bändern, Sehnen und Muskeln verloren, was die allgemeine Flexibilität noch weiter verringert und Muskelzerrungen und ähnliche Verletzungen häufiger werden lässt.

Aber ich habe auch gute Nachrichten: Es ist wissenschaftlich eindeutig belegt, dass regelmäßige körperliche Aktivität – und dazu gehören Dehn- und Mobilitätsübungen – die mit dem Altern verbundenen physiologischen Veränderungen bremsen, egal, wie alt oder wie fit oder unfit man ist. Mit mehr Kraft und Flexibilität steigen auch Ihre Lebenserwartung und die allgemeine Lebensqualität!

Mythen und Irrtümer widerlegt

Vermutlich haben auch Sie einige der Mythen und Missverständnisse gehört, die über das Flexibilitätstraining kursieren. Daher fragen Sie sich möglicherweise, wie wichtig Stretching überhaupt ist. Oder Sie glauben, dass Stretching zu kompliziert sei. Ich übernehme in Sachen Flexibilität gerne die Aufgabe der Aufklärung und werde nachfolgend mit einigen verbreiteten Fehlannahmen aufräumen, damit Ihnen die wahren Vorteile des Stretchings nicht entgehen.

MERKSATZ: FÜR DEHNÜBUNGEN MUSS MAN NICHT GELENKIG SEIN Manche Menschen denken, dass Dehnübungen nur denen guttun, die bereits gelenkig sind. Aber in Wahrheit verbessert Stretching bei jedem Menschen Flexibilität, Haltung und Körperbewusstsein und trägt dazu bei, körperlichen ebenso wie seelischen Stress abzubauen. Ganz egal, wie fit Sie sind, sollten Sie Dehnübungen zu einem Teil Ihres Fitnessprogramms machen. In welchem Grundzustand Sie auch anfangen – durch regelmäßige Dehnübungen verbessern Sie Ihre Flexibilität nach und nach, sodass Sie Alltagstätigkeiten mit mehr Freude und Leichtigkeit ausführen können.

MERKSATZ: ALLE WICHTIGEN MUSKELGRUPPEN SOLLTEN GEDEHNT WERDEN Manche Menschen glauben, dass nur die Muskeln gedehnt werden müssen, die bei der eben absolvierten Trainingseinheit gezielt belastet oder beansprucht wurden. Tatsächlich sollte man beim Dehnen alle wichtigen Muskelgruppen berücksichtigen. Wenn der Körper Spitzenleistungen erbringen soll, müssen nicht nur die durch eine bestimmte Aktivität beanspruchten Muskeln gedehnt werden, sondern auch alle anderen wichtigen Muskeln in die Mobilitätsübungen mit einbezogen werden, besonders diejenigen, die wir täglich verwenden. Zum Beispiel denken wir nach einer Radtour vorrangig daran, die wichtigsten daran beteiligten Muskeln zu dehnen: Waden, Oberschenkelrückseite, Quadrizeps und Hüftbeuger. Im Rahmen eines vollständigen Stretchings sollten wir aber auch andere Muskeln dehnen, die wir für Alltagstätigkeiten brauchen, beispielsweise Rücken-, Brust- und Schultermuskulatur. Mit einer ausgewogenen, ganzheitlichen Herangehensweise an das Dehnen fahren wir am besten.

MERKSATZ: AUF DIE TECHNIK KOMMT ES AN Viele glauben, dass eine Dehnübung vor allem dann richtig wirkt, wenn man möglichst tief hineingeht. Aber nur eine korrekte Körpermechanik verhindert Verletzungen und gewährleistet die positive Wirkung einer Dehnübung. Vermeiden Sie es, Nacken, Schultern oder Rücken zu runden, und gehen Sie aus der Hüfte mit langem Rücken in die Vorbeuge und nicht aus der Taille. Lassen Sie außerdem Knie und Ellbogen ganz leicht gebeugt, um eine Durch- oder Überstreckung der Gelenke zu vermeiden.

MERKSATZ: ABWECHSLUNG WIRKT (UND BRINGT SPASS) Flexibilitätstraining kann sehr abwechslungsreich sein. Da es verschiedene wissenschaftlich fundierte Ansätze für das Flexibilitätstraining gibt, muss Ihr persönliches Dehntraining keineswegs langweilig sein. Wie Sie aus den Kapiteln 4 bis 9 ersehen können, gibt es viele verschiedene Dehnungstechniken. Darunter sind Übungen, die von Mind-Body-Methoden wie Yoga inspiriert sind, beispielsweise die Tiefe Kobra (Seite 68) oder der Herabschauende Hund (Seite 122), die wegweisend für eine neue Art des Mobilitätstrainings sein können. Während des Stretchings können Sie Musik hören oder Aromatherapie ausprobieren, um eine noch entspanntere und angenehmere Erfahrung zu erzielen.

MERKSATZ: SCHMERZ BRINGT NICHTS Wie bei jeder Art von Körpertraining ist beim Flexibilitätstraining nichts dadurch gewonnen, dass man den Körper bis über die Schmerzgrenze pusht. Man mindert dann nämlich nicht nur die potenziellen positiven Wirkungen des Dehnens, sondern erhöht auch das Verletzungsrisiko erheblich (und es tut weh!). Wenn Sie sich effektiv und gefahrlos fordern wollen, sollten Sie nur bis zu dem Punkt gehen, an dem die Spannung leicht unangenehm wird, aber nicht schmerzhaft.

MERKSATZ: LANGSAM UND STETIG HÄLT SIE AUF KURS Wie bereits erwähnt, sind unsere Muskeln mit einem integrierten Sicherheitsmechanismus ausgestattet, der verhindern soll, dass wir uns verletzen. Sobald die Muskeln eine Längenänderung feststellen, beispielsweise während einer Dehnübung, wird ein Signal ans Nervensystem gesendet, das den Dehnreflex auslöst. Der Körper versucht dann, die Änderung der Muskellänge zu stoppen, indem er den gedehnten Muskel kontrahiert, also verkürzt. Je plötzlicher der Muskel gestreckt wird, desto stärker die Kontraktion und desto mehr Spannung im Muskel, die wiederum das Dehnen erschwert – was dem eigentlichen Zweck der Übung zuwiderläuft. Aus diesem Grund ist bei den meisten Erwachsenen (mit Ausnahme einiger gut trainierter Athleten) ballistisches Stretching nicht ratsam. Dabei handelt es sich um dynamische Dehnübungen mit schnellen Feder- oder Wippbewegungen, mit denen ein erhöhtes Verletzungsrisiko einhergeht.

Der Dehnreflex erklärt auch zum Teil, warum empfohlen wird, statische Dehnungen mindestens 15 Sekunden pro Wiederholung zu halten: Dies ist nämlich die Zeitspanne, innerhalb derer sich die Mechanismen im gedehnten Muskel allmählich an die Längung gewöhnen können. Dadurch wird dann das entgegengesetzte Signal gehemmt, das die reflexive Anspannung ausgelöst hat. Es ist eine Art von Desensibilisierung, die als Muskelrelaxation bezeichnet wird. Erst wenn eine Dehnung so lange gehalten wird, dass die Muskelrelaxation auftritt, kann sich der Bewegungsspielraum des Gelenks vergrößern und eine stärkere Dehnung der verbundenen Muskulatur und des Bindegewebes eintreten.

MERKSATZ: MOBILITÄT UND STABILITÄT GEHEN HAND IN HAND Ja, es ist wichtig, möglichst viel Bewegungsspielraum um ein Gelenk – die sogenannte Gelenkmobilität – herzustellen. Aber ebenso wichtig ist die Gelenk*stabilität*, also die Fähigkeit, die Position oder Bewegung eines Gelenks zu steuern. Die Definition von Flexibilität und der Zweck von Dehnübungen bestehen darin, den Bewegungsspielraum der Gelenke zu verbessern. Damit sich der Körper aber möglichst effizient und sicher bewegen und funktionieren kann, muss ein optimales Gleichgewicht zwischen Stabilität und Mobilität im gesamten Körper bestehen. Deshalb finden Sie in diesem Buch auch dynamische Dehnübungen wie Vogel-Hund (Seite 82) und Liegender Engel (Seite 42), die die Stabilität verbessern, besonders in wichtigen Bereichen wie unterem Rücken (Lendenwirbelsäule) und Schultergürtel, und gleichzeitig die Mobilität in den Schulter- und Hüftgelenken fördern. Das führt schließlich dazu, dass man sich funktionaler, effizienter und schmerzfreier bewegt.

MERKSATZ: ES IST NIE ZU SPÄT, UM ANZUFANGEN Stretching hat eine Reihe von guten Wirkungen, unabhängig vom Alter oder von der aktuellen körperlichen Verfassung. Tatsächlich haben Studien ergeben, dass bei Menschen über 50, die regelmäßige Dehnübungen mit anderen sportlichen Betätigungen wie Wandern oder Wassergymnastik kombinieren, die Flexibilität in wichtigen Körperregionen wie den Hüften oder Schultern deutlich besser wird. Dies ermöglicht nicht nur mehr Effizienz bei Alltagstätigkeiten, sondern verringert auch die Wahrscheinlichkeit von Stürzen und anderen Verletzungen wie Zerrungen oder Verstauchungen und ermöglicht ein unabhängiges, vitales Leben.

Entwickeln Sie Ihr individuelles Programm

Da jeder Mensch anders ist, sollte man unbedingt lernen, wie das eigene Programm an die individuellen, tagesaktuellen Bedürfnisse angepasst werden kann. Darum kann ich nur empfehlen, bei jeder in diesem Buch vorgestellten Übung einen Blick auf die Rubrik »Abwechslung« zu werfen. Dort finden Sie verschiedene Möglichkeiten, wie Sie die Übung so variieren, dass sie angenehmer oder sicherer wird oder dass sie Ihnen mehr Intensität, Dehntiefe oder Anstrengung abverlangt, je nach Bedarf.

Noch mehr Ideen zur Personalisierung Ihres Dehnerlebnisses finden Sie im Kapitel 14, das allerlei Tipps und Ansätze zum Aufstellen eines eigenen Stretching-Programms bietet.

TEIL ZWEI

Die DEHN-ÜBUNGEN

So gelingen die einzelnen Stretches

Auch wenn es zahllose Varianten des Stretchings gibt, möchte ich in diesem Buch die wichtigsten statischen und dynamischen Dehnungen für alle Körperregionen vorstellen und mit Myofascial-Release-Techniken für verschiedene Körperstellen ergänzen, um Ihre Flexibilität und Ihr Wohlbefinden zu verbessern. In diesem Teil des Buches finden Sie eine Reihe von gefahrlosen und wirksamen Dehnübungen, die leicht durchführbar sind, egal ob zu Hause, im Fitnessstudio, bei der Arbeit, im Freien oder sogar auf Reisen. So findet Flexibilitätstraining einen Platz in Ihrem Leben und kann seine zahlreichen positiven Wirkungen entfalten.

Bei jeder in diesem Buch enthaltenen Dehnübung beschreibe ich in leicht durchführbaren, nummerierten Schritten, wie die jeweilige Bewegung richtig ausgeführt wird. Daneben informiere ich über die Wirkungen der Dehnübung und Körperregionen, die gedehnt werden. Wer sein Dehnprogramm optimieren möchte, befolgt meine Tipps zur Verfeinerung der Technik und zum Variieren der Übungen durch den Einsatz von Hilfsmitteln wie Tisch, Wand oder Stuhl. So lassen sich die Übungen passend zum Fitnessniveau leichter oder schwerer machen.

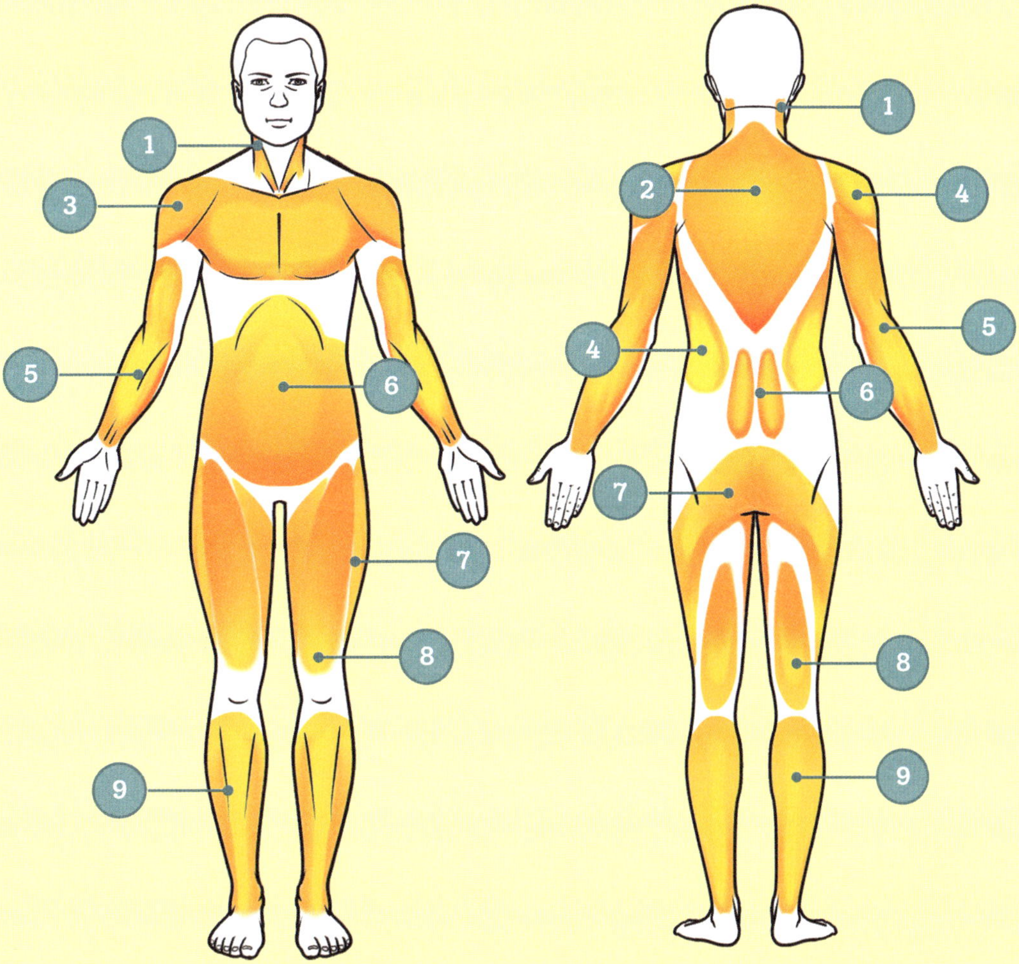

ZONE 1	Nacken
ZONE 2	Oberer Rücken *(Trapezius und Rhomboideus, Brustwirbelsäule, Schulterblatt)*
ZONE 3	Schultervorderseite *(vordere und mittlere Deltamuskeln)* und Brust *(Brustmuskeln)*
ZONE 4	Schulterrückseite *(hintere Deltamuskeln)* und Rücken *(Latissimus)*
ZONE 5	Oberarme *(Bizeps und Trizeps)* und Unterarme/Handgelenke
ZONE 6	Rumpf *(gerade, schräge und quer verlaufende Bauchmuskulatur und Rückenstrecker)*
ZONE 7	Gesäßmuskeln, äußere Hüftmuskulatur *(Musculus tensor fasciae latae und Iliotibialband)* und Oberschenkelinnenseite *(Hüftadduktoren)*
ZONE 8	Hüftbeuger und Oberschenkel *(Quadrizeps und Oberschenkelrückseite)*
ZONE 9	Unterschenkel/Fußgelenke *(Musculus tibialis anterior, gastrocnemius und soleus)*

KAPITEL VIER

NACKEN, BRUST, SCHULTERN

NADEL UND FADEN

Schulterrückseite *(hintere Deltamuskeln)*, oberer Rücken *(Brustwirbelsäule und Rhomboideus)* und Nacken

Wenn Sie irgendetwas mit den Händen über Kopf tun – beispielsweise Dinge von einem hohen Regal holen oder Bälle werfen –, ist diese Übung genau das Richtige für Sie. Sie kann auch zur Schmerzlinderung beitragen, falls Sie unter Entzündungen der Rotatorenmanschette oder eines Schleimbeutels in der Schulter leiden.

COOL-DOWN • STATISCH

ANLEITUNG

1. Drehen Sie im Vierfüßlerstand den Kopf nach links und schieben Sie den rechten Arm über den Boden hinter dem linken Arm hindurch. Die Handfläche zeigt dabei zur Decke.
2. Lassen Sie die Hüften senkrecht über den Knien, strecken Sie den linken Arm nach vorn aus und drücken Sie den rechten Unterarm und, wenn möglich, auch den Oberarm fest gegen den Boden. Halten Sie die Dehnung.
3. Seitenwechsel und wiederholen.

ABWECHSLUNG

- Eine leichtere Variante dieser Dehnübung bekommen Sie, indem Sie im Sitzen einen Arm quer über die Brust legen. Üben Sie mit der anderen Hand leichten Druck auf den Ober- oder Unterarm aus, um den gekreuzten Arm näher an den Körper zu ziehen.
- Eine weitere Variante: Stellen Sie sich vor eine Wand, legen Sie einen Arm quer über die Brust und den anderen Arm fest gegen die Wand. Um noch mehr Dehnung zu spüren, können Sie die Schulter des gekreuzten Arms näher an die Wand ziehen.

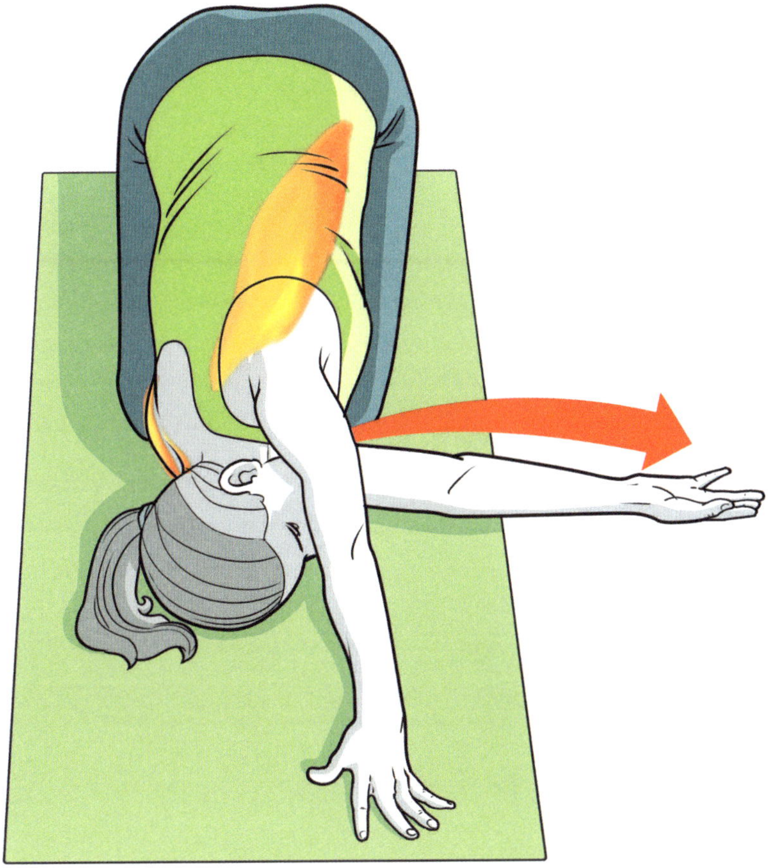

Drücken Sie den Unterarm fest gegen den Boden und nutzen Sie den Boden als Hebelpunkt.

LIEGENDER ENGEL (FLOOR ANGELS)

Schultervorderseite, Brust und Rücken *(Latissimus)*

Diese dynamische Dehnübung lockert die Schultergelenke, lindert Schmerz und beugt Verletzungen der Schulterregion vor.

WARM-UP • DYNAMISCH

ANLEITUNG

1. Legen Sie sich auf den Rücken, die Knie angewinkelt, die Füße flach auf den Boden gestellt, die Arme gebeugt neben dem Körper, die Ellbogen eng angelegt und die Handflächen nach oben gerichtet.
2. Mit dem Einatmen schieben Sie die Arme seitwärts nach außen und über den Kopf, bis sich die Fingerspitzen berühren. Die Arme bleiben dabei in Bodenkontakt.
3. Schwenken Sie mit dem Ausatmen die Arme zurück in die Ausgangsposition. Arme und Hände bleiben während der gesamten Bewegung in Kontakt mit dem Boden.
4. Wiederholen Sie diesen Bewegungsablauf.

ABWECHSLUNG

- Um sich die Dehnübung zu erleichtern, können Sie den Bewegungsumfang verringern, indem Sie die Ellbogen etwas mehr beugen, wenn Sie die Arme über Kopf strecken.
- Eine weitere Variante: Führen Sie die Bewegung im Stehen aus, mit dem Rücken gegen eine Wand gelehnt.

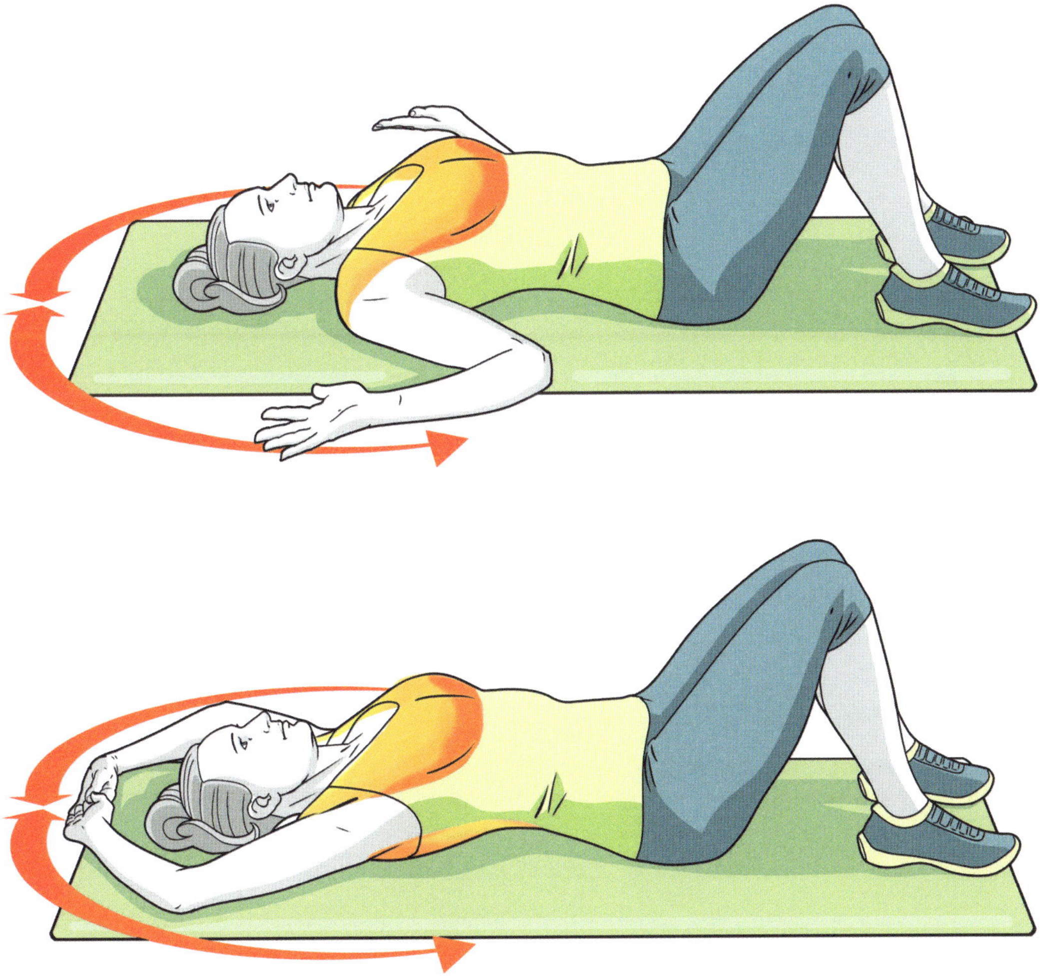

Halten Sie Oberarme, Unterarme und Hände während der gesamten Bewegung am Boden oder zumindest so nah wie möglich am Boden. Gehen Sie nicht ins Hohlkreuz, wenn Sie die Arme über den Kopf strecken.

HERZÖFFNER

Brust, Herz und Schultervorderseite *(vordere Deltamuskeln)*

Diese einfache Dehnübung dehnt Teile der Brust-, Schulter- und Halsmuskulatur, die sich wegen schlechter Haltung oft verspannen.

COOL-DOWN • STATISCH

ANLEITUNG

1. Verschränken Sie im Sitzen die Hände am oberen Hinterkopf, in Scheitelnähe.
2. Ziehen Sie den Kopf vorsichtig nach vorn, sodass das Kinn in Richtung Brust geht. Spreizen Sie die Ellbogen dabei so weit wie möglich ab. Dehnung halten.

ABWECHSLUNG

- Wer eine etwas weniger starke Halsdehnung möchte, führt diese Dehnübung im Stehen durch.
- Wer eine etwas stärkere Halsdehnung möchte, zieht das Kinn so tief wie möglich an die Brust.

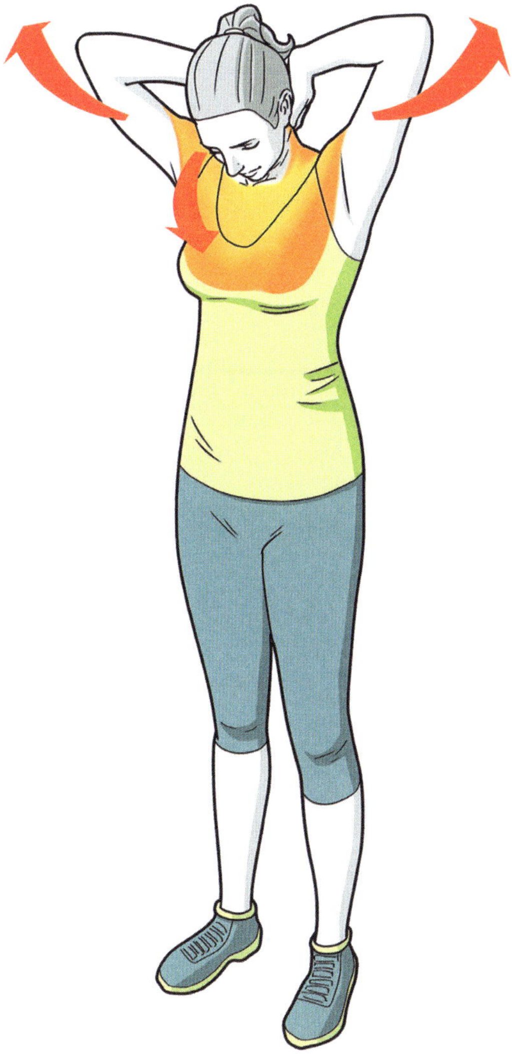

Um die Wirkung der Dehnübung zu maximieren, sollten Sie die Schultern möglichst nicht nach vorn runden. Achten Sie stattdessen darauf, die Muskeln zwischen den Schulterblättern anzuspannen, damit die Schultern nach hinten gezogen werden und die Ellbogen weit abgespreizt bleiben.

NACKENDEHNUNG IM SITZEN

Nacken

Diese Dehnübung längt die Nackenmuskulatur, die verspannt und steif werden kann, wenn man mit seitwärtsgedrehtem Kopf schläft, eine chronisch schlechte Körperhaltung hat oder den Kopf vorgeschoben hält (was oft bei Bildschirmarbeit der Fall ist). Die Übung lindert nicht nur Nackenschmerzen und -beschwerden und verbessert die Körperhaltung, sondern hilft möglicherweise auch gegen Kopfschmerzen.

COOL-DOWN • STATISCH

ANLEITUNG

1. Legen Sie im Sitzen die linke Handfläche auf den oberen Hinterkopf, ein Stück über und hinter dem rechten Ohr.
2. Drehen Sie Ihren Kopf vorsichtig nach links und neigen Sie dann das Kinn so nah wie möglich gegen die linke Schulter. Dehnung halten.
3. Seitenwechsel und wiederholen.

ABWECHSLUNG

- Wer eine etwas weniger starke Dehnung möchte, führt die Übung im Stehen aus.
- Wer eine etwas stärkere Dehnung möchte, zieht das Kinn so tief wie möglich auf die Brust.

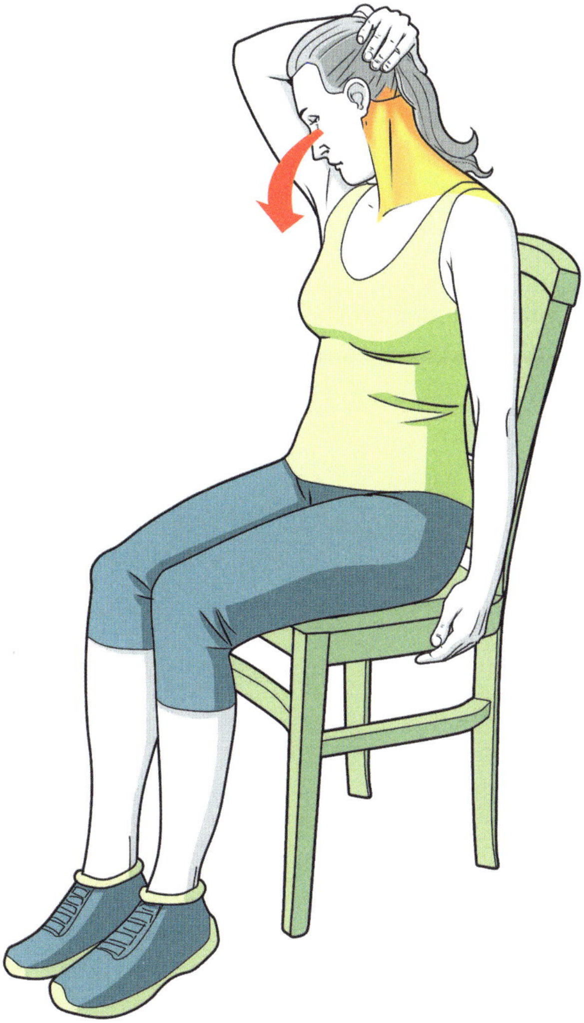

Führen Sie zuerst das Ohr zur Schulter, dann das Kinn. So dehnen Sie mit dieser Übung die Nackenmuskulatur noch effektiver.

ARMKREISEN

Schultern *(Vorder- und Rückseite)* und oberer Rücken

Diese Dehnübung verschafft Ihnen mehr Bewegungsfreiheit in den Schultergelenken und wärmt Sie dabei für alles auf, was an Aktivität folgen mag.

WARM-UP • DYNAMISCH

ANLEITUNG

1. Stellen Sie die Füße hüftbreit auseinander. Strecken Sie die Arme mit den Handflächen nach unten auf Schulterhöhe zur Seite aus.
2. Lassen Sie beide Arme mit gestreckten Ellbogen langsam und gleichzeitig vorwärtskreisen, anfangs mit kleinem Bewegungsumfang (kleinen Kreisen) und nach und nach größeren Kreisen.
3. Wenn Sie mit dem Armkreisen vorwärts fertig sind, wechseln Sie die Richtung, indem Sie mit den Armen zuerst kleine Kreise rückwärts machen und sie dann vergrößern.

ABWECHSLUNG

- Wer eine leichtere Variante dieser Übung möchte, belässt es bei kleineren Kreisen und bleibt in einem Bereich, in dem die Bewegung schmerzfrei ist. Man kann auch die Ellbogen leicht anwinkeln, wenn das angenehmer ist.
- Eine weitere Variante: jeden Arm einzeln kreisen lassen und dabei auf Unterschiede zwischen der einen Schulter und der anderen achten.

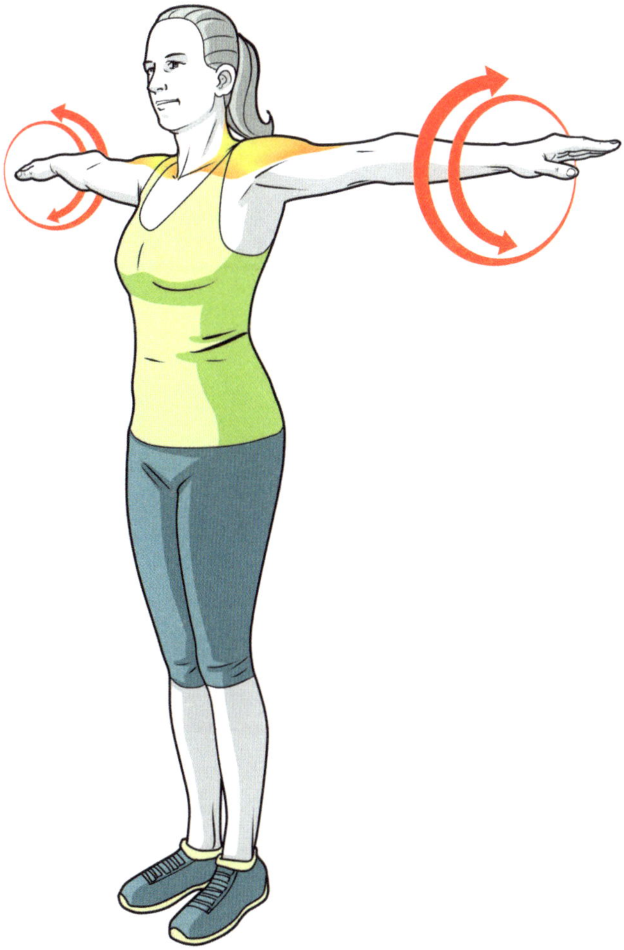

Beim Kreisen der Arme in beide Richtungen beginnen Sie mit einem kleineren Bewegungsumfang, bevor Sie die Kreise weiter werden lassen, um einen größeren Bewegungsumfang auszutesten.

BEUGEN UND STRECKEN

Schultern *(Vorder- und Rückseite)*, Rücken, Brust, Oberarme *(Bizeps and Trizeps)* und Hüften *(Hüftbeuger)*

Diese dynamische Dehnübung ist ideal zum Aufwärmen für allerlei Alltagsaufgaben und Freizeitaktivitäten, beispielsweise für Sportarten wie Badminton oder Tennis, bei denen es um Schwung- und Wurfbewegungen geht.

WARM-UP • DYNAMISCH

ANLEITUNG

1. Stellen Sie die Füße hüftbreit auseinander. Die Arme hängen entspannt und mit den Handflächen einwärts neben dem Körper.
2. Die Knie bleiben leicht gebeugt, die Wirbelsäule lang und aufrecht. Knicken Sie die Hüfte und schieben Sie den Po nach hinten, während Sie die Arme bis auf Schulterhöhe nach vorn strecken, die Handflächen immer noch einwärts gewandt.
3. Schieben Sie die Hüften wieder nach vorn und kehren Sie in den aufrechten Stand zurück, während die Arme leicht hinter den Körper zurückschwingen.
4. Wiederholen.

ABWECHSLUNG

- Die Übung lässt sich auch in zwei verschiedene dynamische Stretches aufteilen. Befassen Sie sich zuerst mit dem Vor- und Zurückschwingen der Arme, und arbeiten Sie dann ausschließlich am Beugen der Hüftgelenke.
- Eine weitere Variante: Tauschen Sie die Hüftbeuge gegen eine halbe Hocke, indem Sie die Knie beugen und gleichzeitig das Becken nach hinten und unten bewegen.

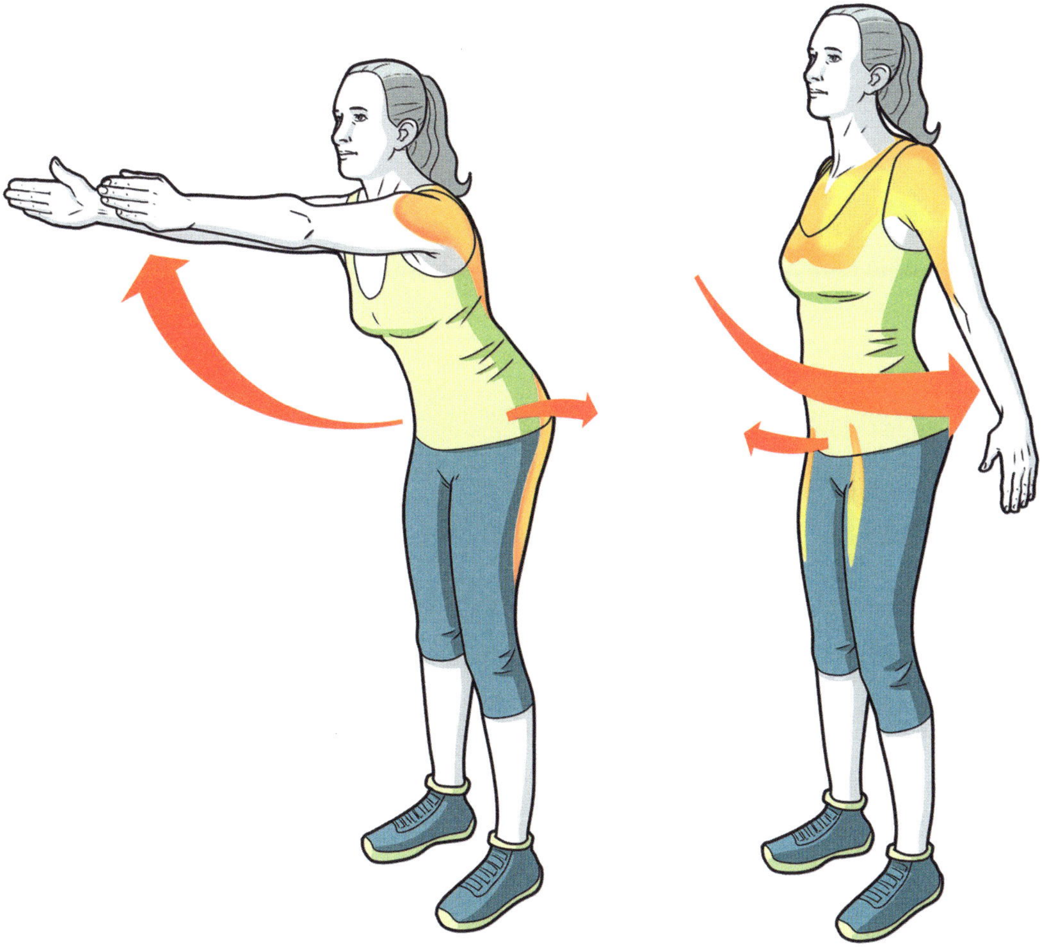

Diese dynamische Dehnübung ist eine Aufwärmübung. Darum sollte man die Bewegungen unbedingt langsam und kontrolliert ausführen, damit sich der Körper allmählich auf die anstehenden Aufgaben vorbereitet.

TISCH (REVERSE TABLETOP)

Brust, Nacken und Hüfte *(Hüftbeuger)*

Diese Übung dehnt viele verschiedene Muskeln, darunter die Brustmuskeln und Hüftbeuger. Diese Muskelgruppen werden oft durch langes Sitzen verspannt und steif, egal ob am Schreibtisch oder im Auto.

COOL-DOWN • STATISCH

ANLEITUNG

1. Setzen Sie sich auf den Boden, die Knie gebeugt, die Füße flach auf dem Boden. Stellen Sie die Handflächen direkt hinter den Körper, sodass die Finger Richtung Gesäß zeigen.
2. Drücken Sie mit dem Einatmen sanft die Hände und Füße gegen den Boden, sodass sich das Gesäß vom Boden hebt und das Becken in die Höhe geht.
3. Ziehen Sie beim Ausatmen die Schulterblätter sanft zusammen, sodass sich der Brustkorb nach oben hin öffnet. Lassen Sie dabei den Kopf vorsichtig nach hinten sinken, bis das Kinn nach oben zeigt. Dehnung halten.

ABWECHSLUNG

- Eine Variante dieser Übung: Legen Sie sich auf den Rücken, die Knie angewinkelt, die Füße flach auf den Boden gestellt, die Arme neben dem Körper. Drücken Sie Hände und Füße gegen den Boden und heben Sie das Gesäß von der Matte in die Brückenhaltung. Um Brust und Schultern stärker zu dehnen, verschieben Sie nun die Hände unter sich, bis Sie die Finger verschränken können. Dabei bleiben Sie in der erhobenen Position und recken Brustkorb und Becken zur Decke.
- Eine intensivere Dehnung erhalten Sie, indem Sie die Beine ganz ausstrecken und das Becken anheben, dabei aber die Fußsohlen fest auf dem Boden lassen, sodass eine umgekehrte Plank-Haltung entsteht.

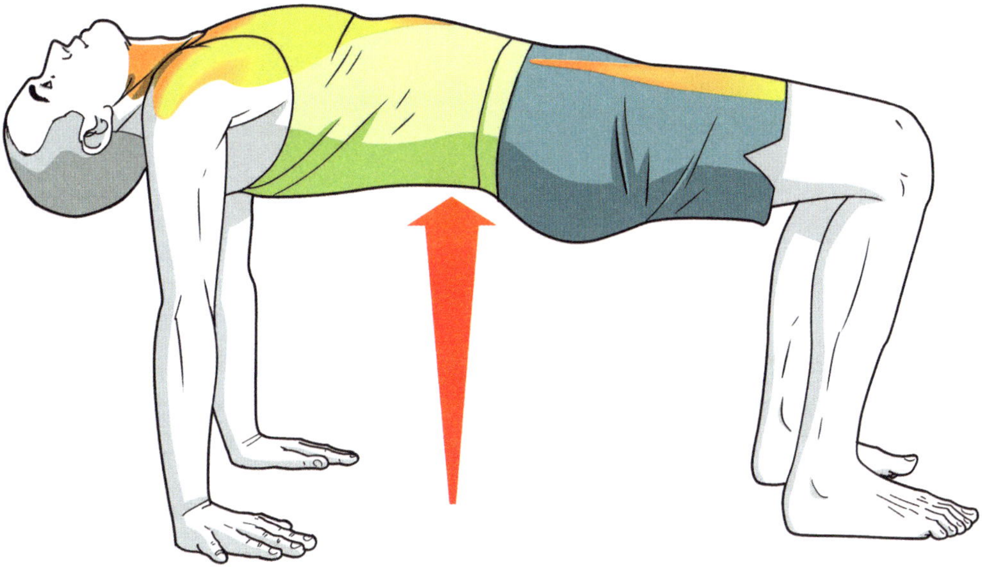

Da Ihr Kopf Gewicht hat, müssen Sie ihn langsam und kontrolliert nach hinten sinken lassen und das Kinn nur allmählich emporrecken. So vermeiden Sie eine Überlastung der Halsmuskulatur.

KAPITEL FÜNF

ARME, HÄNDE, HANDGELENKE

BIZEPSDEHNUNG

Oberarme *(Bizeps)* und Unterarme / Handgelenke

Diese Übung ist genau das Richtige, um die Muskeln zu dehnen, die den Ellbogen beugen. Sie ist ideal, wenn man viele Stunden am Telefon verbringt, auf einer Tastatur tippt, schwere Kisten hebt oder am Karpaltunnelsyndrom oder an einem Golfarm leidet.

COOL-DOWN • STATISCH

ANLEITUNG

1. Stellen Sie sich frontal vor eine Wand, sodass Schultern und Becken parallel zur Wand stehen. Strecken Sie den rechten Arm auf Schulterhöhe aus und legen Sie die rechte Handfläche gegen die Wand (Finger nach rechts, Daumen nach oben). Der linke Arm hängt entspannt an der Seite.
2. Lassen Sie die Hand an der Wand und drehen Sie die Füße, sodass sich der Körper nach links wendet und Sie in eine Schrittstellung kommen – linker Fuß hinten, rechter Fuß vorn. Beide Füße bleiben fest am Boden, während Sie Becken und Schulter von der Wand wegdrehen. Dehnung halten.
3. Seitenwechsel und wiederholen.

ABWECHSLUNG

- Wer eine weniger starke Dehnung möchte, hält den Ellbogen des ausgestreckten Arms leicht gebeugt.
- Um die Stärke der Dehnung zu erhöhen, können Sie die Hand kräftig gegen die Wand drücken und die Brust leicht nach vorn schieben.

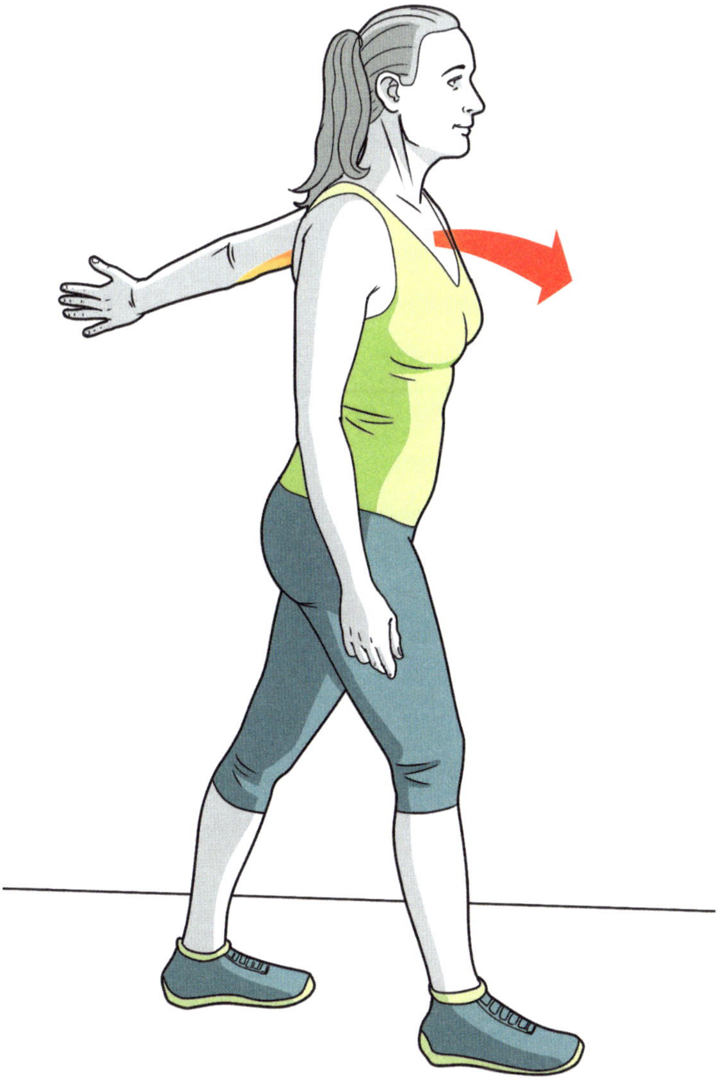

Obwohl der Arm idealerweise auf Schulterhöhe ist, entfaltet diese Übung auch dann ihre Wirkung, wenn der Arm etwas tiefer an der Wand liegt.

TRIZEPSDEHNUNG ÜBER KOPF

Oberarm *(Trizeps)*

Den Trizeps benutzen wir immer dann, wenn wir etwas schieben, beispielsweise beim Bankdrücken oder bei Liegestützen im Fitnessstudio, aber auch beim Schließen einer Autotür oder beim Aufstützen im Bett. Um Verletzungen zu vermeiden, sollte dieser nützliche Muskel unbedingt gedehnt werden.

COOL-DOWN • STATISCH

ANLEITUNG

1. Stellen Sie die Füße hüftbreit auseinander. Strecken Sie den rechten Arm über den Kopf, beugen Sie ihn am Ellbogen und drehen Sie die Handfläche so, dass sie die Mitte des oberen Rückens berührt.
2. Halten Sie den rechten Ellbogen eng am rechten Ohr, platzieren Sie die linke Hand auf den rechten Ellbogen und üben Sie sanften Druck aus, sodass die rechte Hand weiter nach unten geschoben wird. Dehnung halten.
3. Seitenwechsel und wiederholen.

ABWECHSLUNG

- Falls Sie Probleme mit dem Gleichgewicht haben, können Sie die Übung auch im Sitzen durchführen.
- Um die Dehnempfindung zu variieren, können Sie den Ellbogen näher ans Ohr ziehen, während Sie den Arm nach unten drücken.

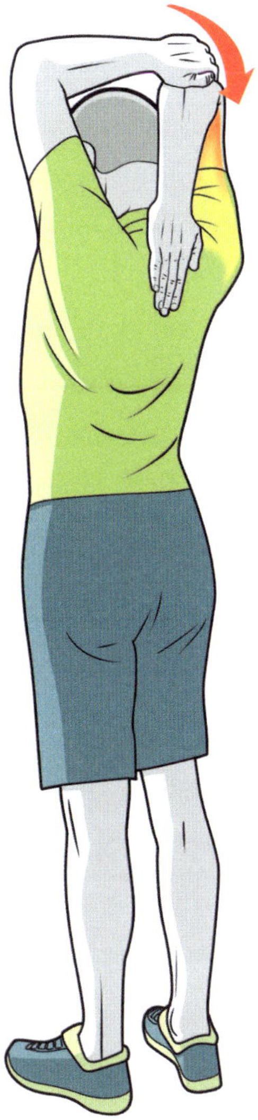

Halten Sie den Rücken gerade und beugen Sie beim Dehnen nicht zu sehr den Hals.

HANDSTRECKERDEHNUNG

Unterarme / Handgelenke

Alle Tennisspieler und Kraftsportler sollten diese Übung in ihr Flexibilitätstraining aufnehmen. Sie eignet sich perfekt, um die Muskulatur rund ums Handgelenk zu dehnen und den Tennisarm zu lindern!

COOL-DOWN · STATISCH

ANLEITUNG

1. Stellen Sie die Füße hüftbreit auseinander. Strecken Sie den linken Arm auf Schulterhöhe nach vorn mit der Handfläche nach unten.
2. Richten Sie die linken Finger Richtung Boden. Die Handfläche bleibt nach unten gekehrt, der Ellbogen gestreckt. Drücken Sie die rechte Hand gegen die Knöchel der linken Hand und ziehen Sie die Finger zum Körper. Dehnung halten.
3. Seitenwechsel und wiederholen.

ABWECHSLUNG

- Wer es bequemer und sicherer mag, führt die Übung im Sitzen am Schreibtisch durch.
- Eine weitere Variante: Gehen Sie auf die Knie und setzen Sie die Handflächen so vor sich auf den Boden, dass die Finger Richtung Körper zeigen. Schieben Sie das Becken sachte nach hinten in Richtung Fersen, während beide Handflächen fest gegen den Boden gepresst bleiben, bis die gewünschte Dehnempfindung eintritt.

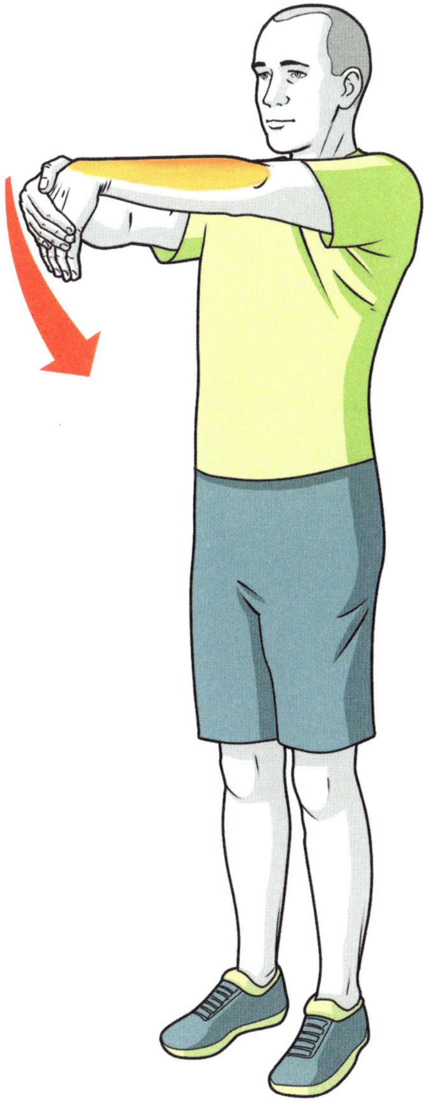

Ziehen Sie die Finger bei dieser Übung behutsam zu sich, damit keine Schmerzen in den Fingern oder im Handgelenk auftreten.

HANDBEUGERDEHNUNG

Unterarme / Handgelenke

Wenn man die Handgelenke längere Zeit in gebeugter Position gehalten hat, zum Beispiel beim Tippen oder Telefonieren, kann diese Dehnübung eventuelle Beschwerden lindern.

COOL-DOWN · STATISCH

ANLEITUNG

1. Stellen Sie die Füße hüftbreit auseinander. Verschränken Sie die Finger und drehen Sie die Handflächen vom Körper weg.
2. Heben Sie die Arme auf Schulterhöhe, strecken Sie die Ellbogen und schieben Sie die Handflächen vom Körper weg. Dehnung halten.

ABWECHSLUNG

- Wer es bequemer und sicherer mag, führt diese Übung im Sitzen am Schreibtisch durch.
- Zur Abwechslung und zur etwas stärkeren Dehnung des Rückens und der Unterarme können Sie die Arme über den Kopf strecken, sodass die Handflächen zur Decke zeigen.

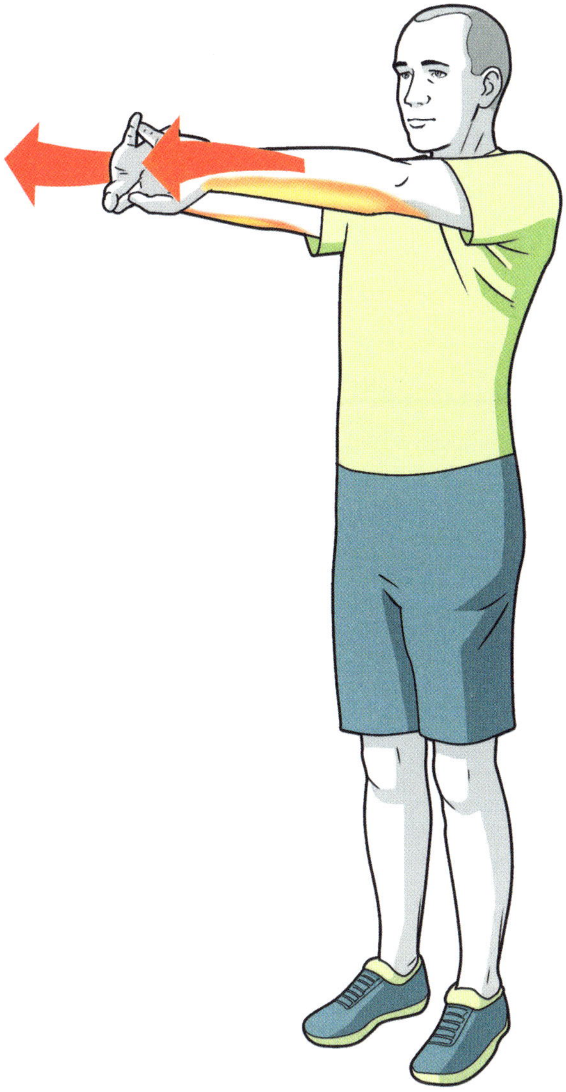

Halten Sie die Ellbogen gestreckt und schieben Sie die Handflächen bewusst vom Körper weg, um eine maximale Dehnwirkung zu erreichen.

KAPITEL SECHS

RÜCKEN und RUMPF

MYOFASCIAL RELEASE FÜR DEN RÜCKEN

Oberer Rücken *(Brustwirbelsäule)*

Mit dieser Massagetechnik lockern Sie den oberen Rücken, auch Brustwirbelsäule genannt. Hier sitzt eine ganze Reihe wichtiger Gelenke, die für Drehbewegungen nötig sind, beispielsweise beim Schwingen eines Tennisschlägers oder beim Schneeschaufeln. Diese Übung erfordert eine Hartschaumrolle.

WARM-UP · COOL-DOWN · HILFSMITTEL: HARTSCHAUMROLLE

ANLEITUNG

1. Setzen Sie sich auf den Boden, die Knie gebeugt und die Füße aufgestellt. Legen Sie eine Hartschaumrolle so hinter sich, dass Sie mit den Schulterblättern darauf zu liegen kommen.
2. Verschränken Sie die Arme vor der Brust und rollen Sie den Oberkörper auf der Rolle nach hinten, bis die Rückenmitte auf der Rolle liegt.
3. Bewegen Sie den mittleren und oberen Rücken auf der Rolle vor und zurück, mit kleinen Hin-und-her-Bewegungen (5 bis 15 cm), und üben Sie dabei sanften Druck auf alle Stellen in der Muskulatur aus, die sich unangenehm anfühlen.

ABWECHSLUNG

- Wer eine besonders schmerzende oder empfindliche Stelle am Rücken hat, übt Druck in der Nähe der Stelle aus, nicht direkt darauf. Dafür dann den Druck bis zu 60 Sekunden lang aufrechterhalten.
- Um das befreiende Gefühl zu verstärken, das diese Technik verschafft, platziert man die Hartschaumrolle direkt auf der zu behandelnden Stelle und übt bis zu 30 Sekunden lang Druck darauf aus.

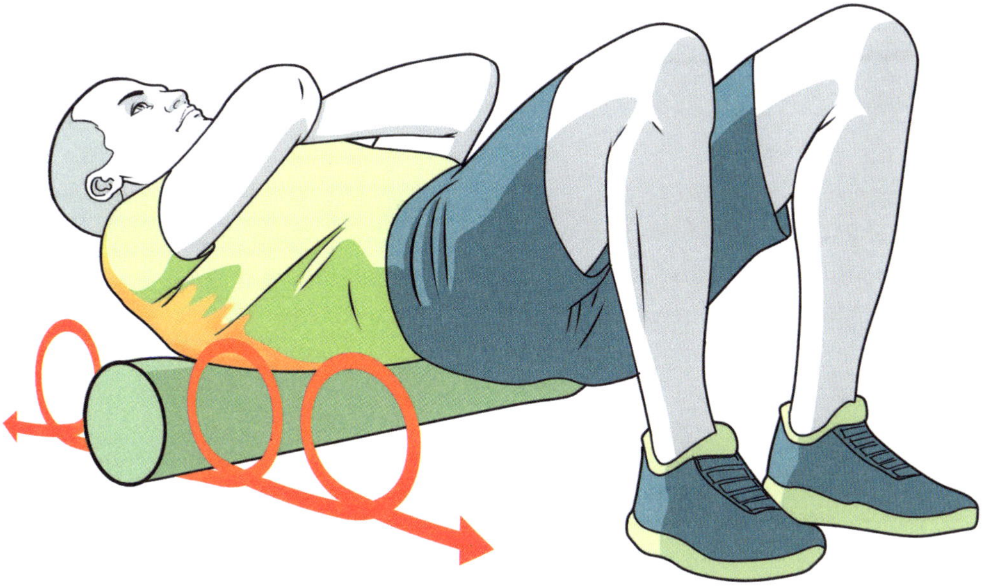

Bewegen Sie die Wirbelsäule nicht nur vor und zurück, sondern lassen Sie sie auch rückwärts über die Rolle hängen, so als würden Sie ganz feine Crunches ausführen. Die sanfte Krümmung des oberen Rückens trägt zur Streckung der Brustwirbelsäule bei. Dadurch sind die Schultern weniger eingeschränkt, wenn man die Arme über den Kopf hebt, um beispielsweise Nahrungsmittel oder Geschirr in Hängeschränken zu verstauen.

TIEFE KOBRA

Rumpf *(Bauchmuskeln)*

Diese vom Yoga inspirierte Übung dehnt die Bauchmuskeln und ist ein wirksames Gegengift nach stundenlangen Schreibarbeiten oder Autofahrten, die den oberen Rücken in eine gekrümmte Position bringen und Schmerzen im unteren Rücken verursachen können. Indem Sie die Bauchmuskeln lockern, verbessern Sie auch Ihre Atmung, die durch Verspannungen der Bauchmuskeln behindert sein kann.

COOL-DOWN · STATISCH

ANLEITUNG

1. Legen Sie sich auf den Bauch mit gebeugten Ellbogen und unterhalb der Schultern aufgestützten Händen. Halten Sie die Beine gestreckt und hüftbreit auseinander und legen Sie die Fußspitzen auf den Boden.

2. Handflächen und Fußspitzen bleiben gegen den Boden gedrückt. Schieben Sie mit dem Einatmen den Brustkorb leicht nach vorn und heben Sie ihn vom Boden. Spannen Sie die Gesäßmuskulatur an und strecken Sie die Ellbogen ein wenig, ohne die Arme vom Körper zu entfernen. Position halten.

3. Lassen Sie mit dem Ausatmen den Brustkorb wieder auf den Boden sinken.

ABWECHSLUNG

- Wer eine leichtere Dehnübung braucht, die dennoch die gleichen Muskeln bearbeitet, kann sich stattdessen in Rückenlage mit dem unteren Rücken auf ein aufgerolltes Handtuch legen. Diese Stütze minimiert den Druck auf die Wirbelsäule.
- Um die Intensität der Dehnung zu erhöhen, kann man die Ellbogen ganz strecken und Brust, Bauch und Oberschenkel vom Boden heben, sodass man in die Hinaufschauender-Hund-Stellung kommt.

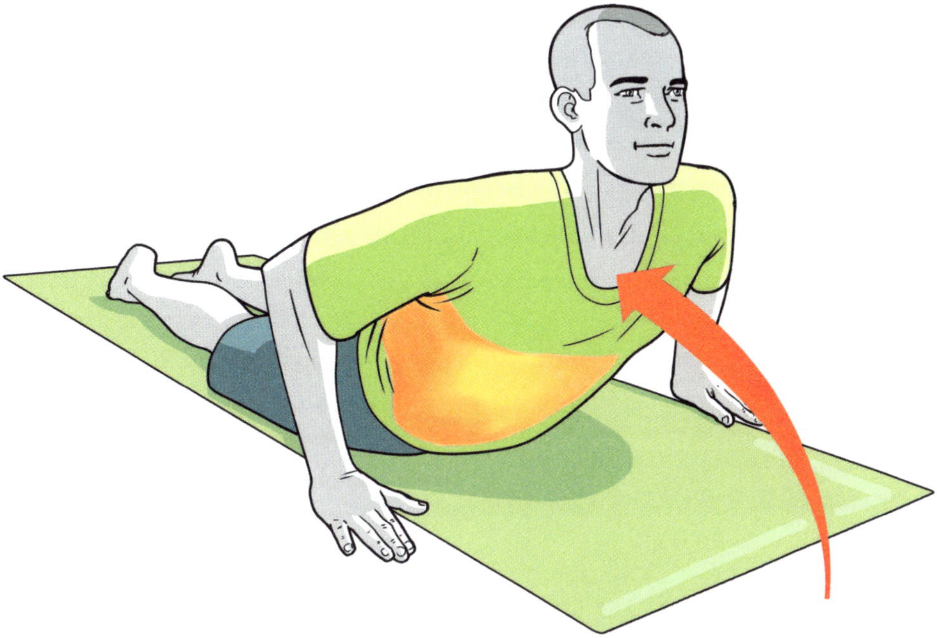

Sie kommen gefahrlos in die Dehnung, indem Sie den Brustkorb zunächst ein wenig nach vorn schieben, bevor Sie ihn vom Boden heben. Durch das Anspannen der Gesäßmuskulatur entlasten Sie zudem die Lendenwirbelsäule beim Krümmen des unteren Rückens.

KATZE-KUH

Rücken *(Brustwirbelsäule)*, Rumpf *(Bauchmuskulatur)*, Fußgelenke und Nacken

Diese dynamische Übung lockert den oberen Rücken und macht Sie bereit für Alltagstätigkeiten. Aber auch zum Aufwärmen vor Aktivitäten wie Tanzen, Schwimmen oder Radfahren eignet sie sich.

WARM-UP · DYNAMISCH

ANLEITUNG

1. Beginnen Sie im Vierfüßlerstand, mit den Handgelenken senkrecht unter den Schultern und den Knien unter den Hüften. Halten Sie die Wirbelsäule gerade und die Zehen nach vorn gerichtet.
2. Entspannen Sie mit dem Einatmen den Bauch, sodass er sich Richtung Boden bewegt, und biegen Sie sanft den Rücken, sodass Steißbein und Kinn zur Decke ragen.
3. Wölben Sie mit dem Ausatmen den Rücken nach oben. Strecken Sie die Zehen nach hinten und legen Sie den Fußrücken auf den Boden.
4. Wiederholen Sie den Bewegungsablauf.

ABWECHSLUNG

- Um die Übung leichter zu machen, können Sie sie im Sitzen ausführen, entweder auf dem Boden oder auf einem Stuhl. Legen Sie die Handflächen auf die Oberschenkel und wölben Sie den Rücken sanft nach vorn und nach hinten.
- Eine weitere Variante: Schieben Sie beim Ausatmen und Runden des Rückens gleichzeitig das Becken nach hinten in Richtung Fersen. Beim Einatmen verlagern Sie das Gewicht wieder nach vorn und kehren in den Vierfüßlerstand zurück, bevor Sie den Bauch weich machen und den Rücken durchhängen lassen.

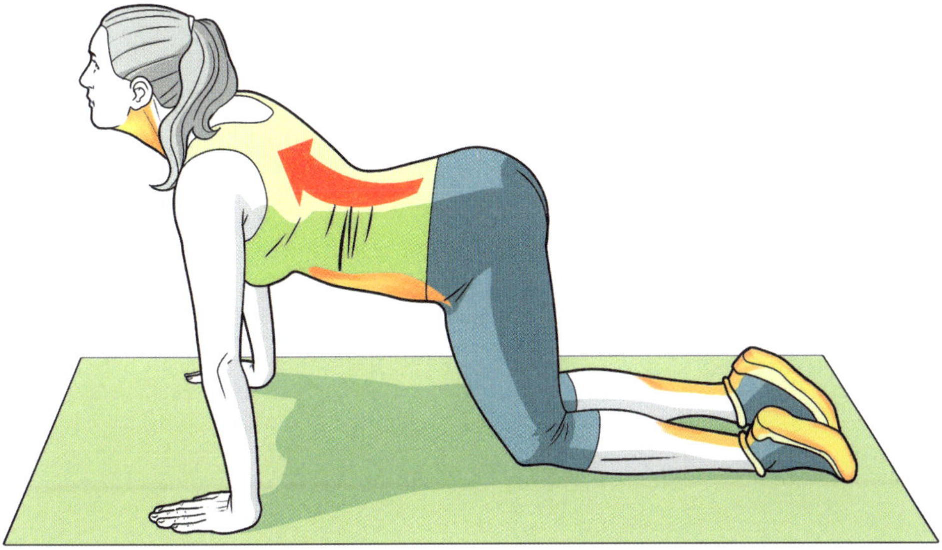

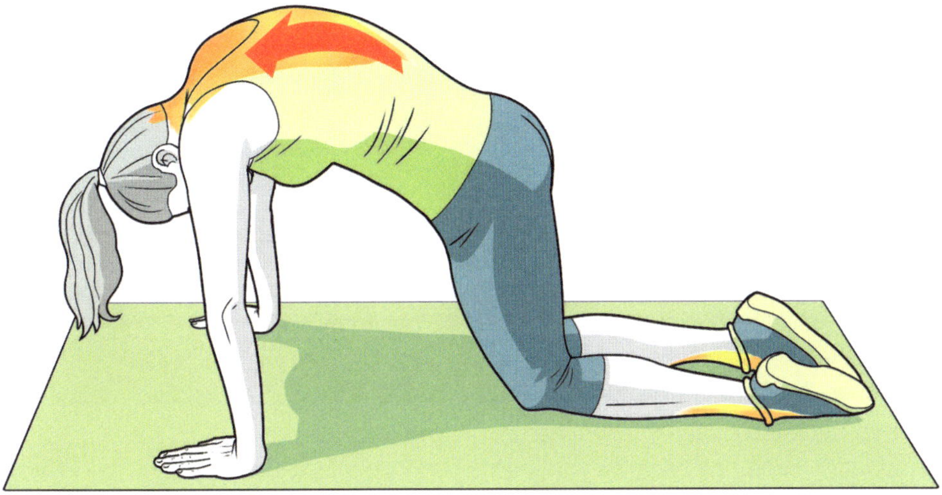

Bei dieser Übung bewegen Sie sich und bleiben nicht statisch. Achten Sie daher mehr auf die Bewegung selbst als auf eine möglichst starke Dehnung.

DREHUNG IN RÜCKENLAGE

Rücken, Rumpf und Hüftaußenseite

Diese sanfte Drehung der Wirbelsäule lindert Verspannungen durch Dehnung der Rückenmuskulatur. Sie trägt auch zum Abbau von Stress- und Angstgefühlen bei. Das macht sie zu einem wohltuenden Dehnerlebnis nach einem anstrengenden Tag.

COOL-DOWN · STATISCH

ANLEITUNG

1. Legen Sie sich auf den Rücken, mit gebeugten Knien und flach aufgestellten Füßen. Strecken Sie das linke Bein aus, wobei das Knie leicht gebeugt bleibt.
2. Heben Sie mit dem Einatmen den rechten Fuß und ziehen Sie mit den Händen das rechte Knie in Richtung Brust.
3. Atmen Sie aus und strecken Sie den rechten Arm mit der Handfläche nach oben nach rechts aus. Ziehen Sie dann mit der linken Hand das rechte Knie sanft quer über den Körper, bis es neben der linken Hüfte den Boden berührt.
4. Drehen Sie Ihren Kopf in Richtung der rechten Hand. Dehnung halten.
5. Seitenwechsel und wiederholen.

ABWECHSLUNG

- Wer eine Stütze für das Knie braucht, platziert einen Yogablock links neben der Hüfte und legt das gebeugte Knie darauf ab.
- Um das Dehngefühl zu variieren, rücken Sie das Becken ein Stückchen in Richtung des ausgestreckten Arms und sorgen durch Druck auf das gebeugte Knie für eine intensivere Dehnung.

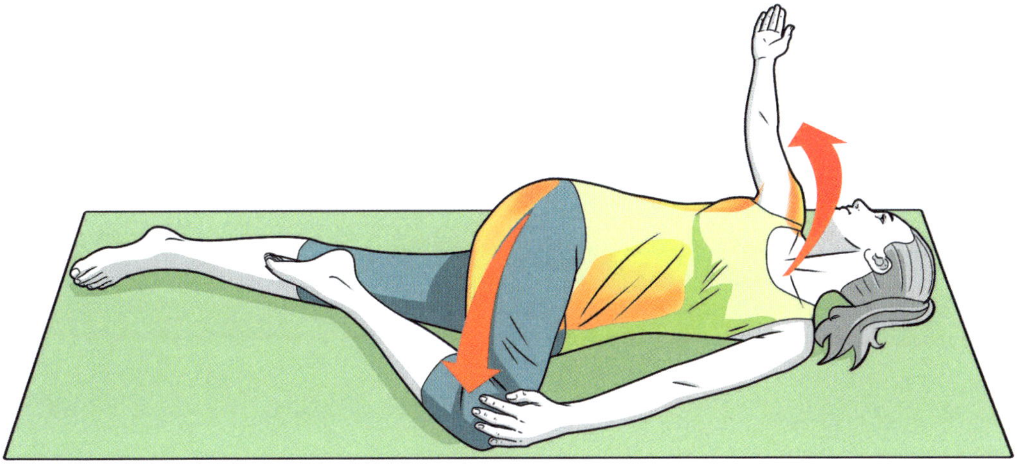

Beide Schultern bleiben bei dieser Drehbewegung in möglichst engem Bodenkontakt.

MONDSICHEL IM STAND

Rumpf *(schräge Bauchmuskeln)*

Bei dieser Dehnübung steht die Seitwärtsbeugung der Wirbelsäule im Mittelpunkt. Diese wichtige Bewegung senkt Schmerzen im unteren Rücken und verbessert die Körperhaltung.

COOL-DOWN · STATISCH

ANLEITUNG

1. Stellen Sie die Füße hüftbreit auseinander, die Arme seitlich am Körper.
2. Heben Sie mit dem Einatmen den rechten Arm mit der Handfläche nach links in die Höhe.
3. Strecken Sie mit dem Ausatmen die rechten Fingerspitzen nach oben und links und beugen Sie den Oberkörper nach links, sodass die rechte Flanke gestreckt wird. Dehnung halten.
4. Seitenwechsel und wiederholen.

ABWECHSLUNG

- Wer eine einfachere Variante möchte, setzt sich auf die Kante eines Stuhls, die Füße flach auf dem Boden, ein Arm entspannt an der Seite oder auf dem Oberschenkel, falls eine Armlehne vorhanden ist.
- Eine stärkere Dehnung erreichen Sie, indem Sie beide Arme mit zusammengepressten Handflächen emporstrecken.

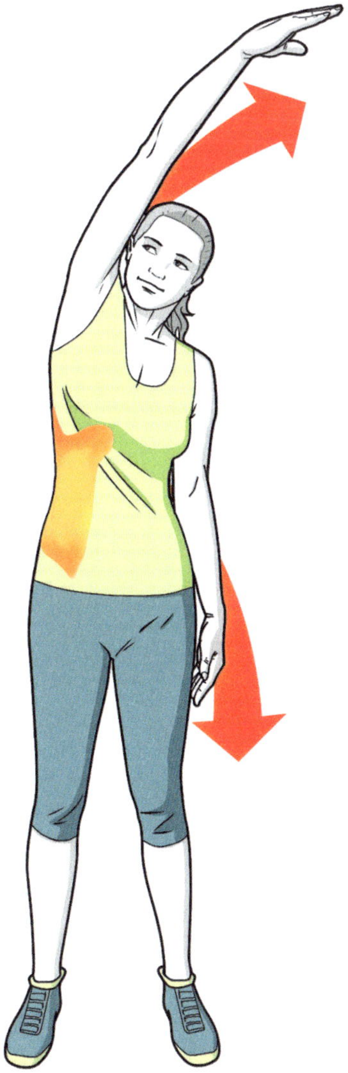

Um die Flanken wirksam zu dehnen, konzentrieren Sie sich am besten zuerst darauf, den Arm nach oben zu strecken, und neigen ihn dann erst zur anderen Seite.

BEAR HUG (UMARMEN)

Schulterrückseite, Rücken *(Latissimus)* und oberer Rücken *(Rhomboideus und Trapezius)*

Wenn aufgrund von schlechter Körperhaltung die Schultern schmerzen, besonders um die Schulterblätter herum, dann hilft diese Dehnübung. Sie wirkt möglicherweise auch lindernd bei Schulterproblemen wie einer Schleimbeutelentzündung oder einer Frozen Shoulder. Außerdem kann die Übung Hausarbeiten erleichtern, bei denen man über Kopf greifen muss.

COOL-DOWN · STATISCH

ANLEITUNG

1. Stellen Sie die Füße hüftbreit auseinander und öffnen Sie die Arme.
2. Überkreuzen Sie die Arme an den Ellbogen und legen Sie beide Hände an die jeweils gegenüberliegende Schulter, so als würden Sie sich selbst umarmen.
3. Ziehen Sie die Schultern sacht nach vorn. Dehnung halten.

ABWECHSLUNG

- Falls es Ihnen schwerfällt, die Schultern zu erreichen, können Sie sich statt an die Schultern auch an die Oberarme greifen, sodass die Unterarme parallel sind. Ziehen Sie dann die Schultern vorsichtig nach vorn.
- Für eine intensivere Dehnung brauchen Sie einen Türrahmen: Legen Sie einen Arm auf Schulterhöhe quer über den Brustkorb und richten Sie den Daumen nach unten. Greifen Sie mit gestrecktem Ellbogen nach dem Türpfosten. Drehen Sie dann den Körper vorsichtig in die entgegengesetzte Richtung, um die gewünschte Dehnung zu erzielen. Seitenwechsel.

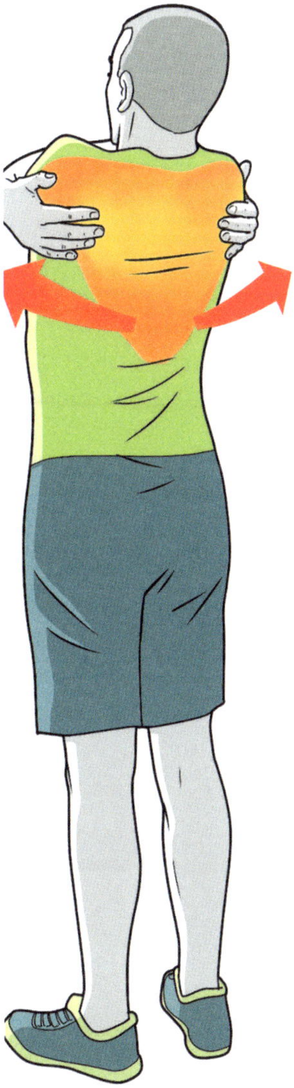

Kreuzen Sie die Arme bei jeder Wiederholung dieser Übung andersherum und achten Sie darauf, ob sich die eine Art angenehmer anfühlt als die andere.

RÜCKENDEHNUNG IM KNIEN

Rücken *(Latissimus)*

Diese Übung dehnt den breiten Rückenmuskel *(Latissimus)* und erleichtert die Erledigung aller Alltagsaufgaben, bei denen man die Arme über den Kopf heben muss, etwa die Entnahme von Gegenständen aus hohen Regalfächern, sowie Schwimmen und andere Freizeitaktivitäten. Durch das Dehnen dieses wichtigen Muskels beugen Sie zudem Schulterbeschwerden und Verletzungen der Rotatorenmanschette vor.

COOL-DOWN · STATISCH · HILFSMITTEL: DECKE ODER HANDTUCH

ANLEITUNG

1. Knien Sie sich zu Anfang frontal vor einen Stuhl oder eine Couch, wobei die Knie hüftbreit auseinander auf einer gefalteten Decke oder einem Handtuch ruhen, damit es bequemer ist.
2. Beugen Sie mit gestreckter Wirbelsäule die Hüften um 90 Grad, und legen Sie die Unterarme mit zueinandergekehrten Handflächen auf die Sitzfläche vor Ihnen. Dehnung halten.

ABWECHSLUNG

- Leichter wird die Dehnübung, indem Sie sie im Stehen vor einem Tisch oder vor dem Küchentresen ausführen statt mit einem Stuhl. Sie können auch die Handflächen nach unten richten, um die Dehnung zu verringern.
- Wer die Dehnung stärker möchte, richtet die Handflächen nach oben, verschränkt die Hände und beugt die Ellbogen.

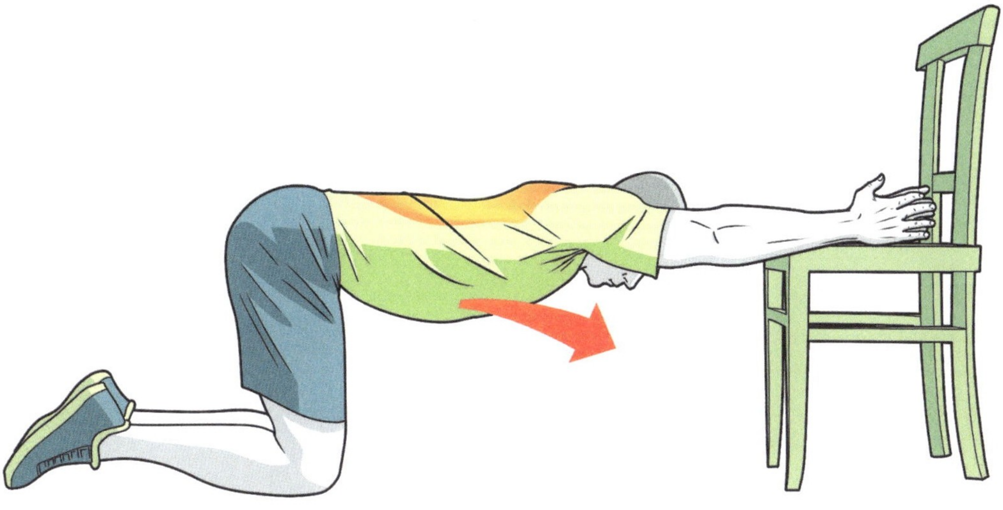

Beim Vorbeugen bleiben die Hüften senkrecht über den Knien. Legen Sie die Ellbogen nahe der Sitzkante ab und strecken Sie aktiv die Arme aus.

KOPF-BIS-FUSS-DEHNUNG

Rumpf *(Bauchmuskulatur)*, Rücken *(Latissimus)* und Unterschenkel/Fußgelenke *(Tibialis anterior)*

Diese Ganzkörperdehnübung längt die Bauchmuskeln, die sich wegen schlechter Körperhaltung möglicherweise verspannen und Schmerzen im unteren Rückenbereich verursachen. Durch die Verwendung eines Handtuchs vermeiden Sie bei dieser Übung übermäßigen Druck auf die Wirbelsäule. Indem Sie die Arme über den Kopf strecken und gleichzeitig die Zehen lang machen, dehnen Sie Rücken und Schienbeine.

COOL-DOWN · STATISCH · HILFSMITTEL: HANDTUCH

ANLEITUNG

1. Setzen Sie sich auf den Boden, die Knie angewinkelt, die Füße aufgestellt, und legen Sie ein aufgerolltes kleines Handtuch hinter sich. Gehen Sie in die Rückenlage und strecken Sie die Beine aus.
2. Strecken Sie mit dem Einatmen die Arme über den Kopf und wenden Sie die Handflächen zur Decke. Arme und Hände berühren den Boden oder sind so nah wie möglich am Boden, ohne dass der untere Rücken den Kontakt zum Handtuch verliert. Gleichzeitig strecken Sie die Zehen vom Körper weg. Gesäß, oberer Rücken und Hinterkopf bleiben jederzeit in Kontakt mit dem Boden. Dehnung halten.

ABWECHSLUNG

- Falls der untere Rücken mehr Stütze braucht, halten Sie die Knie gebeugt und die Füße flach auf dem Boden.
- Eine intensivere und tiefere Dehnung erzielen Sie, indem Sie das Handtuch etwas dicker rollen und dadurch die Dehnung der Bauchmuskeln erhöhen.

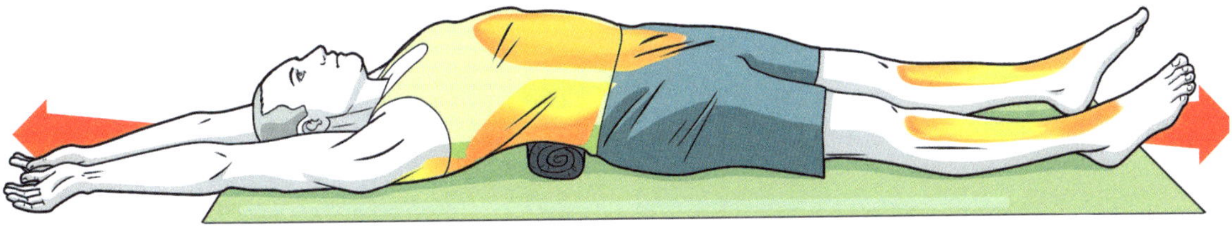

Um bei dieser Dehnübung die Belastung des unteren Rückens zu minimieren, spannen Sie die Gesäßmuskeln sachte an. Po, oberer Rücken und Hinterkopf bleiben jederzeit in Kontakt mit dem Boden.

VOGEL-HUND

Rumpf

Diese dynamische Bewegungsübung baut Stabilität im unteren Rückenbereich auf und verringert so das Risiko von Kreuzschmerzen.

WARM-UP · DYNAMISCH

ANLEITUNG

1. Beginnen Sie im Vierfüßlerstand, wobei die Handgelenke senkrecht unter den Schultern stehen und die Knie unter den Hüften. Die Finger zeigen nach vorn.

2. Beugen Sie die linken Zehen nach vorn und strecken Sie das linke Bein nach hinten aus. Heben Sie das Bein dazu langsam vom Boden und nicht höher als auf Hüfthöhe.

3. Spannen Sie die Rumpfmuskulatur sachte an, damit die Wirbelsäule lang bleibt. Strecken Sie den rechten Arm langsam nach vorn, nicht höher als auf Schulterhöhe, und wenden Sie die Handfläche nach innen, sodass der Daumen nach oben zeigt. Halten Sie diese gestreckte Position nicht länger als 7 bis 8 Sekunden. Becken und Schultergürtel bleiben waagerecht.

4. Zurück in die Ausgangsposition, Seitenwechsel und wiederholen.

ABWECHSLUNG

- Leichter wird es, wenn Sie diese Übung in zwei verschiedene Bewegungen aufteilen. Achten Sie zuerst darauf, das Bein nach hinten zu strecken. Dabei können Sie die Zehen anheben oder auch auf dem Boden lassen. Kehren Sie in die Ausgangsposition mit beiden Knien auf dem Boden zurück, und strecken Sie erst dann den gegenüberliegenden Arm nach vorn.
- Eine Variante ist auch, wenn Sie mit dem rechten Bein und dem linken Arm mehrere Wiederholungen (3 oder 4) ausführen, ohne zwischen den Wiederholungen mit den Gliedmaßen den Boden zu berühren. Wechseln Sie dann die Seite und wiederholen Sie die Übung mit den gegenüberliegenden Gliedern (linkes Bein/rechter Arm).

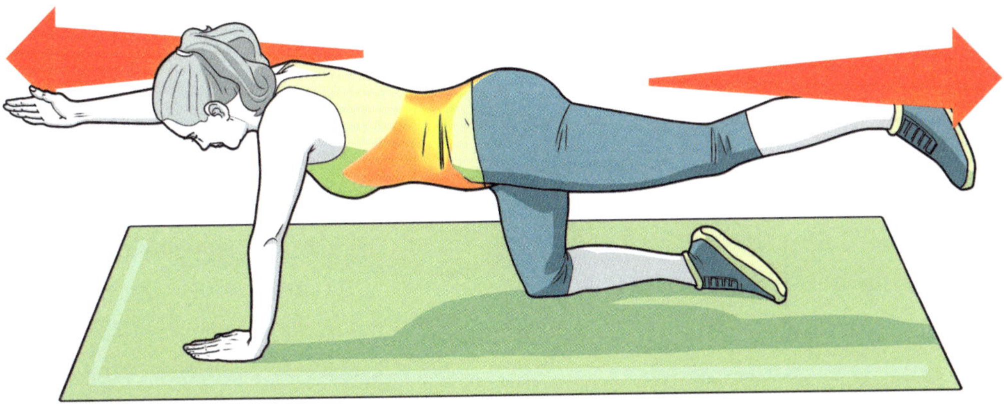

Ihre Ausdauer bauen Sie eher auf, indem Sie die Anzahl der Wiederholungen erhöhen, anstatt dass Sie Arm und Bein länger ausgestreckt halten. Halten Sie die Dehnung daher nicht länger als 7 bis 8 Sekunden und vermeiden Sie es, beim Seitenwechsel das Gewicht zu verlagern.

RÜCKENDREHUNG AUF ALLEN VIEREN

Oberer Rücken *(Brustwirbelsäule)*

Diese dynamische Dehnung erhöht die Bewegungsfreiheit im oberen Rückenbereich und macht viele Alltagsbewegungen leichter – sei es das Anschnallen im Auto oder das Schwingen eines Golfschlägers.

WARM-UP · DYNAMISCH

ANLEITUNG

1. Beginnen Sie im Vierfüßlerstand, wobei die Handgelenke senkrecht unter den Schultern stehen und die Knie unter den Hüften.
2. Legen Sie die linken Finger hinter das linke Ohr und spreizen Sie den gebeugten Ellbogen vom Körper ab.
3. Drehen Sie den Oberkörper nach links, sodass der Ellbogen zur Decke zeigt.
4. Bringen Sie den Oberkörper wieder in die Ausgangsposition und führen Sie den linken Ellbogen hinüber zum rechten Arm. Setzen Sie die Bewegung fort.
5. Seitenwechsel und wiederholen.

ABWECHSLUNG

- Falls Ihnen im Vierfüßlerstand die Handgelenke oder Knie zu schaffen machen, können Sie diese dynamische Dehnung im Sitzen probieren. Legen Sie dazu auf beiden Seiten die Finger hinter die Ohren und strecken Sie beide Ellbogen weit von sich.
- Eine weitere Variante dieser Rotationsbewegung: Legen Sie im Kniestand auf beiden Seiten die Finger hinter die Ohren und strecken Sie beide Ellbogen weit von sich. Neigen Sie beim Drehen des Oberkörpers erst einen Ellbogen in Richtung Boden, dann den anderen, und drehen Sie sich jedes Mal ein wenig weiter, um Ihre Bewegungsfreiheit zu erhöhen.

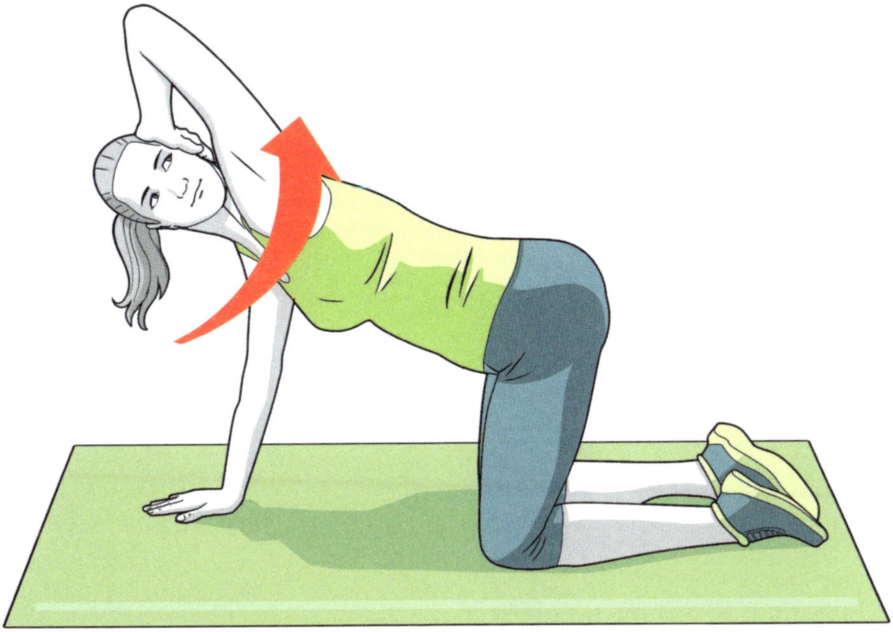

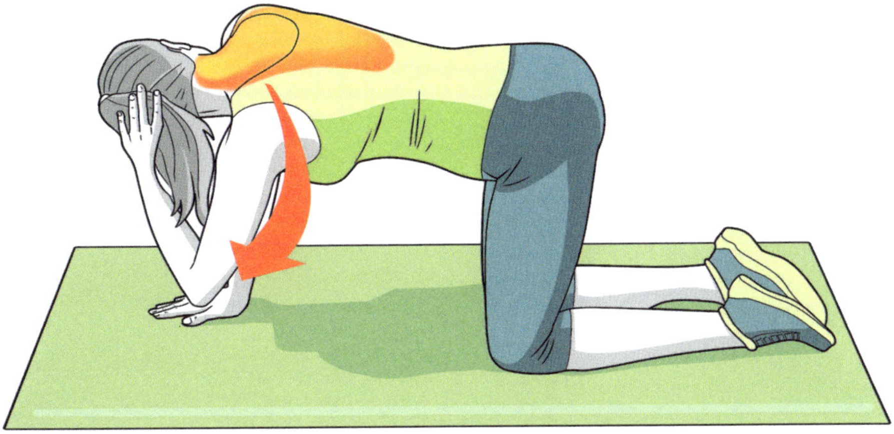

Um die Wirbelsäule weniger zu belasten, sollten Sie sich vorstellen, dass Sie den gesamten Oberkörper einschließlich Kopf und Hals als eine Einheit drehen. Drehen Sie sich kontrolliert vom oberen Rücken aus.

KAPITEL SIEBEN

HÜFTEN und GESÄSS

HALBER DREHSITZ

Äußere Hüftmuskulatur, Gesäß und Rumpf *(Rückenstrecker)*

Diese Dehnübung hilft, wenn man unter Schmerzen im unteren Rücken und in den Hüften leidet sowie bei Ischias.

COOL-DOWN · STATISCH

ANLEITUNG

1. Setzen Sie sich mit ausgestreckten Beinen auf den Boden. Beugen Sie das rechte Knie und setzen Sie den rechten Fuß über den linken Oberschenkel, links neben das Knie.

2. Legen Sie die rechte Hand hinter die rechte Hüfte, wobei die Finger vom Körper weg zeigen. Heben Sie mit dem Einatmen den linken Arm empor. Die Wirbelsäule wird dabei lang.

3. Drehen Sie mit dem Ausatmen den Oberkörper vorsichtig nach rechts. Legen Sie den linken Arm ums rechte Knie oder klemmen Sie den linken Ellbogen gegen die Außenseite des rechten Knies. Schauen Sie über die rechte Schulter, wenn es geht. Dehnung halten.

4. Seitenwechsel und wiederholen.

ABWECHSLUNG

- Wer mehr Stütze und Bequemlichkeit braucht, setzt sich auf eine gefaltete Decke, ein Handtuch oder einen Yogablock.
- Eine intensivere Dehnung erreichen Sie, indem Sie das gestreckte Bein beugen und einklappen, sodass die Ferse zur gegenüberliegenden Pobacke kommt.

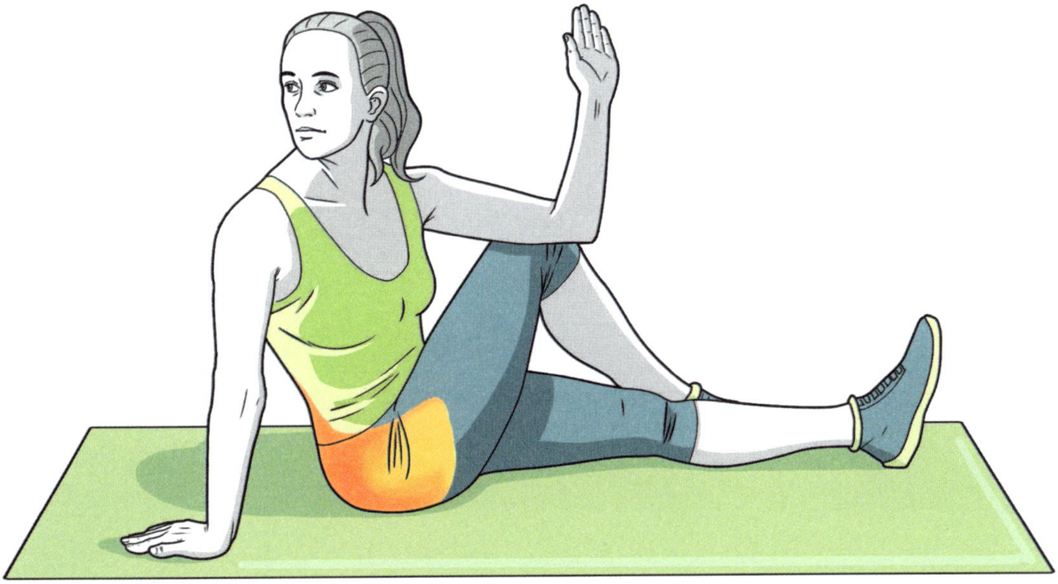

Bei dieser Übung bleibt die Wirbelsäule lang. Der Kopf schaut in die gleiche Richtung, in die der Rumpf gedreht wird.

SCHMETTERLING

Oberschenkelinnenseite *(Hüftadduktoren)* und Rücken *(Latissimus)*

Diese Dehnung der Oberschenkelinnenseite nützt besonders dann, wenn Sie Hobbys wie Langlauf oder Tanzen pflegen.

COOL-DOWN • STATISCH

ANLEITUNG

1. Setzen Sie sich mit angezogenen Beinen auf den Boden und ziehen Sie die Fußsohlen zusammen. Lassen Sie die Knie zur Seite sinken.
2. Legen Sie die Hände auf die Füße oder auf die Fesseln. Die Füße bleiben mit der Außenkante auf dem Boden. Atmen Sie ein und lassen Sie die Wirbelsäule lang werden.
3. Beugen Sie sich mit dem Ausatmen leicht nach vorn, ziehen Sie den Brustkorb in Richtung Fersen und schieben Sie die Ellbogen sachte gegen die Oberschenkel. Halten Sie die Dehnung 3 bis 5 Atemzüge lang.

ABWECHSLUNG

- Als zusätzliche Stütze können Sie einen Yogablock oder ein aufgerolltes Handtuch unter jedes Knie legen.
- Um die Dehnung zu vertiefen, ziehen Sie die Fersen näher ans Steißbein.

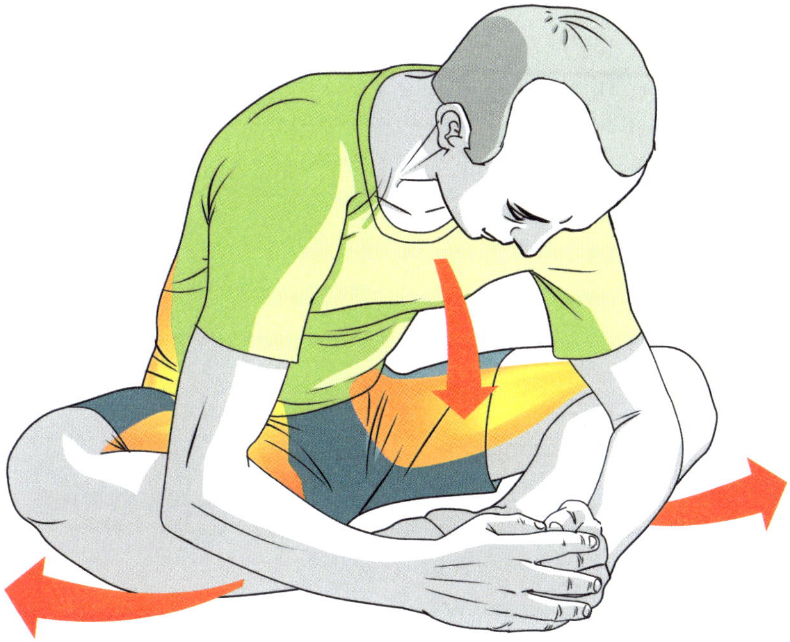

Wenn Sie sich nach vorn lehnen, wird die Dehnung der inneren Oberschenkelmuskulatur stärker, während gleichzeitig die Muskeln des unteren Rückens gedehnt werden.

NADELÖHR (FIGURE 4)

Äußere Hüftmuskulatur und Gesäß

Diese Dehnung der Hüftaußenseite ist ein Segen, wenn Sie regelmäßig walken, joggen, wandern oder Fahrrad fahren.

COOL-DOWN · STATISCH

ANLEITUNG

1. Legen Sie sich auf den Boden, die Knie gebeugt, die Füße aufgestellt. Heben Sie den linken Fuß und legen Sie den linken Knöchel quer übers rechte Knie, sodass das linke Knie nach links abgespreizt wird.

2. Kopf, Hals und Schultern halten Kontakt mit dem Boden, während Sie den rechten Fuß vom Boden heben, wobei das rechte Knie gebeugt bleibt.

3. Strecken Sie den linken Arm durch die Lücke zwischen den Beinen und legen Sie den rechten Arm ums rechte Bein, um die Hände hinter dem linken Oberschenkel zu verschränken. Ziehen Sie das rechte Knie in Richtung Brust und halten Sie die Dehnung.

4. Lösen Sie langsam die Arme und lassen Sie die Beine los, um in die Ausgangsposition zurückzukehren.

5. Seitenwechsel und wiederholen.

ABWECHSLUNG

- Wer eine leichtere Dehnung möchte, lässt einen Fuß auf dem Boden stehen und legt die Arme entspannt seitlich ab.
- Eine tiefere Dehnung erreichen Sie, indem Sie das eine Knie näher an die Brust ziehen, während Sie mit dem Ellbogen das andere Knie weiter von sich wegschieben.

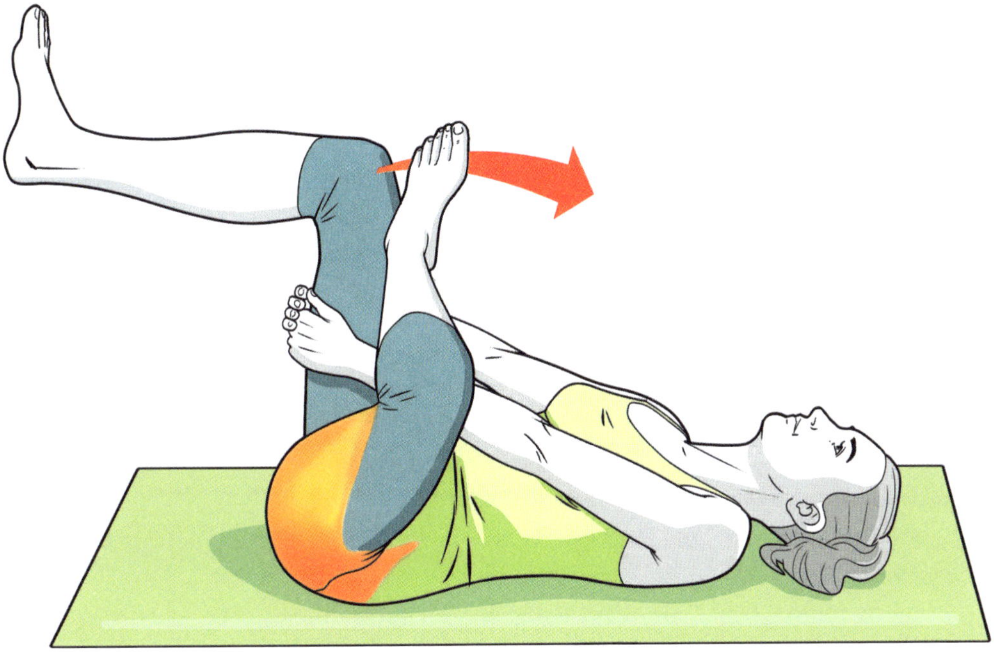

Halten Sie beide Füße während dieser Dehnübung angewinkelt, die Zehen in Richtung Schienbeine, um die Knie zu stabilisieren.

MYOFASCIAL RELEASE FÜR DIE GESÄSSMUSKELN

Äußere Hüftmuskulatur und Gesäß

Mit dieser Technik wirken Sie auf verspannte, steife Faszienabschnitte (siehe Seite 22) und auf die darunterliegende Gesäßmuskulatur ein. Wenn Sie Sportarten wie Golf oder Tennis betreiben, bei denen viele Bewegungen in dieselbe Richtung wiederholt werden, kann das zu Dysbalancen in den Muskeln führen. Diese Technik sollte dann ein Teil Ihres Flexibilitätstraining sein. Sie benötigen dazu eine Hartschaumrolle.

WARM-UP · DYNAMISCH · HILFSMITTEL: HARTSCHAUMROLLE

ANLEITUNG

1. Setzen Sie sich auf die Rolle, die Knie gebeugt und die Füße auf dem Boden. Stützen Sie die rechte Hand direkt hinter der Rolle auf den Boden, die Finger weisen dabei vom Körper weg.

2. Während das linke Bein gebeugt bleibt, strecken Sie das rechte Bein ganz aus. Neigen Sie den Körper, sodass Sie Ihr Gewicht leicht nach rechts verlagern und sich die Rolle unter dem Po befindet.

3. Bewegen Sie sich auf der Rolle vor und zurück, mit kleinen Hin-und-her-Bewegungen (5 bis 15 cm), und üben Sie dabei sanften Druck auf alle Stellen in der Muskulatur aus, die sich unangenehm anfühlen.

4. Seitenwechsel und wiederholen.

ABWECHSLUNG

- Wer eine besonders schmerzende oder empfindliche Stelle am Gesäß hat, übt Druck in der Nähe der Stelle aus, nicht direkt darauf. Dafür dann den Druck bis zu 60 Sekunden lang aufrechterhalten.
- Um schmerzende oder empfindliche Stellen noch besser zu lockern, platziert man die Hartschaumrolle direkt auf der zu behandelnden Stelle und übt bis zu 30 Sekunden lang Druck darauf aus.

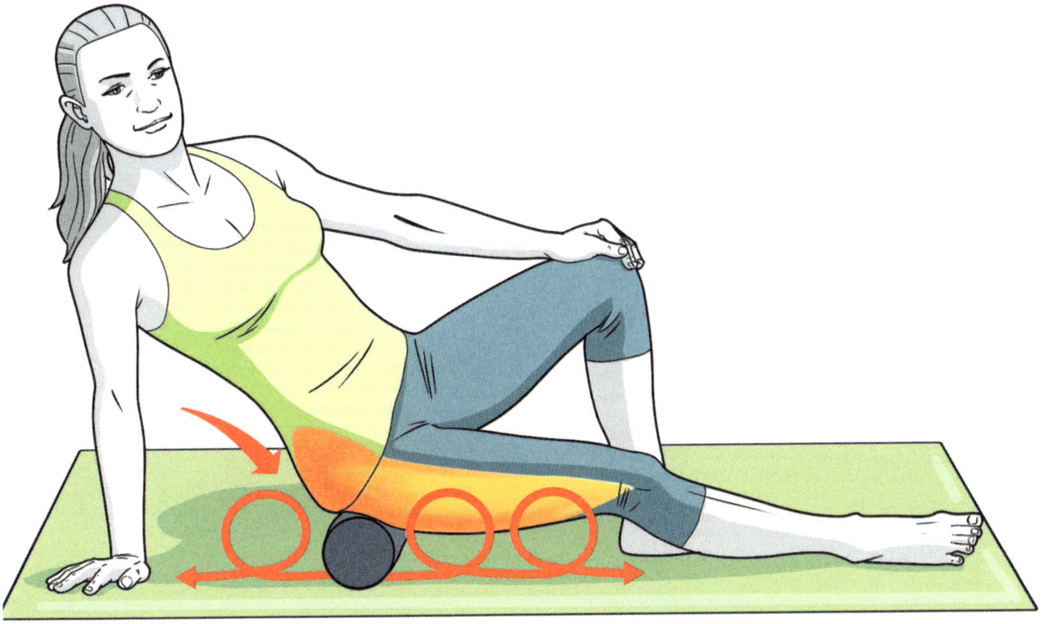

Sie können die Intensität unangenehmer Empfindungen steuern, indem Sie je nach Schmerzempfindlichkeit mehr oder weniger Druck ausüben. Um eine noch stärkere Lockerung zu erreichen, atmen Sie langsam und tief durch die Nase, dann fühlen Sie sich entspannter.

BEINSCHWINGEN

Äußere Hüftmuskulatur *(Tensor fasciae latae und Iliotibialband)*, Gesäß, Oberschenkel *(Quadrizeps und Oberschenkelrückseite)* und Hüftbeuger

Diese großartige dynamische Aufwärmübung eignet sich zur Vorbereitung auf Alltagstätigkeiten, aber auch für sportliche Anstrengungen wie Laufen, Wandern oder Radfahren.

WARM-UP · DYNAMISCH · HILFSMITTEL: BEI BEDARF WAND ODER STUHL

ANLEITUNG

1. Stellen Sie die Füße leicht geöffnet auf und legen Sie die Hände auf die Hüften.
2. Verlagern Sie Ihr Gewicht auf den rechten Fuß und beugen Sie das linke Knie leicht, um die linke Ferse anzuheben.
3. Schwingen Sie das linke Bein mit weiterhin leicht gebeugtem Knie aktiv vor und zurück. Das linke Knie beugt und streckt sich während der gesamten Bewegung auf natürliche Weise. Der Rücken bleibt gerade. Setzen Sie die Bewegung fort.
4. Seitenwechsel und wiederholen.

ABWECHSLUNG

- Bei Problemen mit dem Gleichgewicht können Sie eine Wand oder die Rückenlehne eines stabilen Stuhls als Stütze verwenden.
- Um die Dehnung zu vertiefen, erhöhen Sie den Bewegungsumfang beim Vor-und-zurück-Schwingen des Beins. Der Oberkörper bleibt aufrecht, der Rücken gerade.

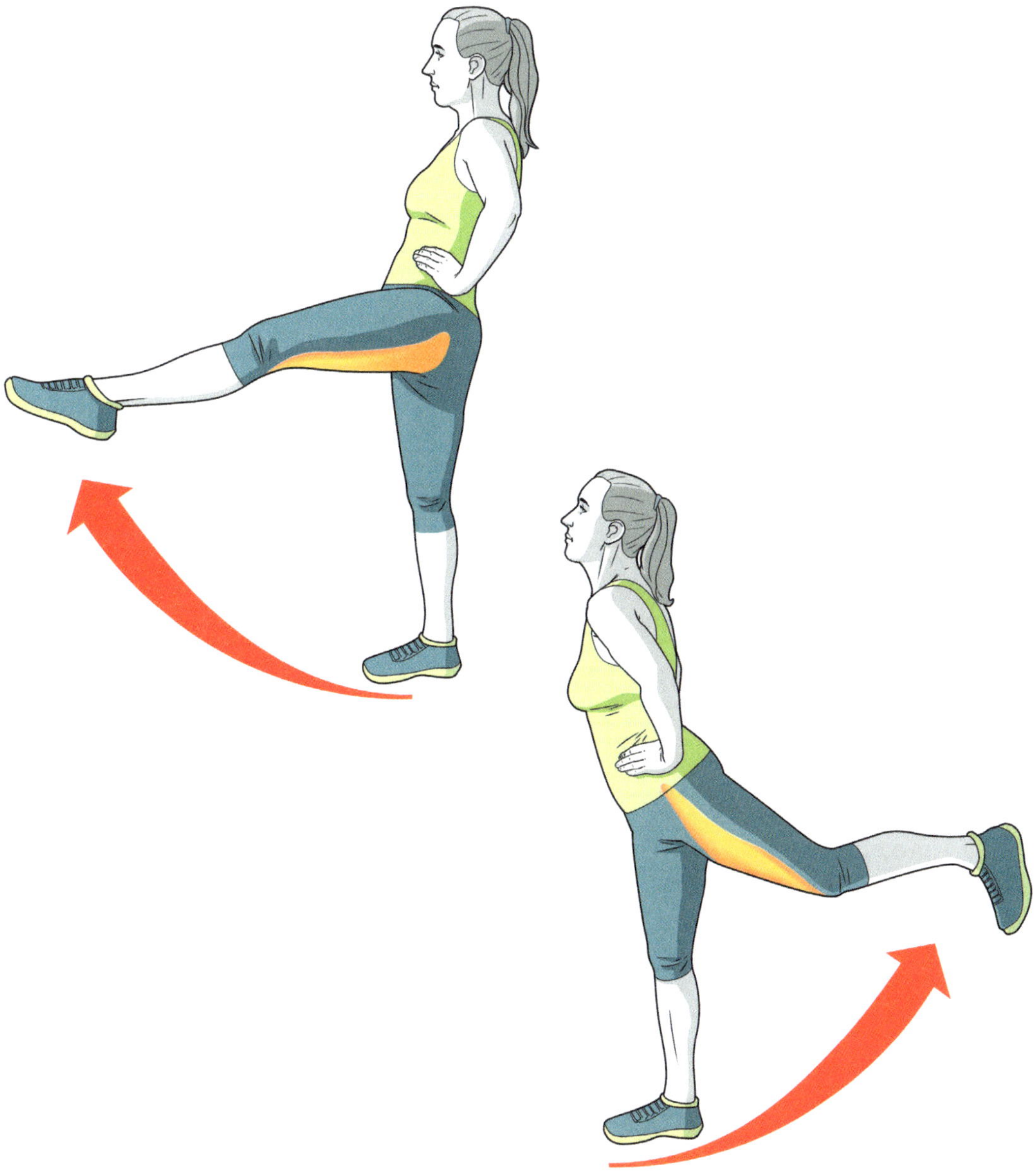

Führen Sie diese Bewegung in einem gemäßigten, rhythmischen Tempo aus. Wenn Sie sich mit dynamischen Dehnungen aufwärmen, sollten Sie mit Vor-und-zurück-Bewegungen wie dieser beginnen, bevor Sie zu Seitwärts- oder Drehbewegungen übergehen.

ACHTERKREISEL MIT STÜTZE (FIGURE 8)

Äußere Hüftmuskulatur, Gesäß, Oberschenkelinnenseite und Fußgelenke

Diese aktive Dehnung wirkt auf die tiefe Hüftmuskulatur ein und ist eine hervorragende Vorbereitung für alles, was schnelle Geschwindigkeits- und Richtungsänderungen erfordert, beispielsweise Tennis oder Tanzen. Sollten Sie an Arthritis leiden, können Sie die Steifheit und die Schmerzen, die mit der Erkrankung verbunden sind, durch dieses Kreisenlassen der Hüftgelenke lindern.

WARM-UP · DYNAMISCH · HILFSMITTEL: WAND ODER STUHL

ANLEITUNG

1. Stellen Sie sich vor eine Wand, die Rückenlehne eines stabilen Stuhls oder in einen Türrahmen. Strecken Sie die Arme ganz aus und legen Sie beide Hände an die Wand oder auf die Stuhllehne oder in den Türrahmen.
2. Verlagern Sie Ihr Gewicht auf den linken Fuß. Beugen Sie das rechte Knie leicht, während Sie die rechte Ferse anheben. Die Zehen bleiben auf dem Boden.
3. Zeichnen Sie mit den Zehen eine liegende »8« auf den Boden, indem Sie die rechte Hüfte und das Knie in einer fließenden Bewegung strecken, beugen und heranziehen. Setzen Sie die Bewegung fort.
4. Seitenwechsel und wiederholen.

ABWECHSLUNG

- Wer mehr Stütze braucht, führt die Übung nicht im Stehen, sondern auf Händen und Knien durch.
- Etwas schwieriger wird es, wenn Sie die Übung ohne Stütze ausführen. Legen Sie dazu die Hände auf die Hüften und arbeiten Sie an Ihrem Gleichgewicht.

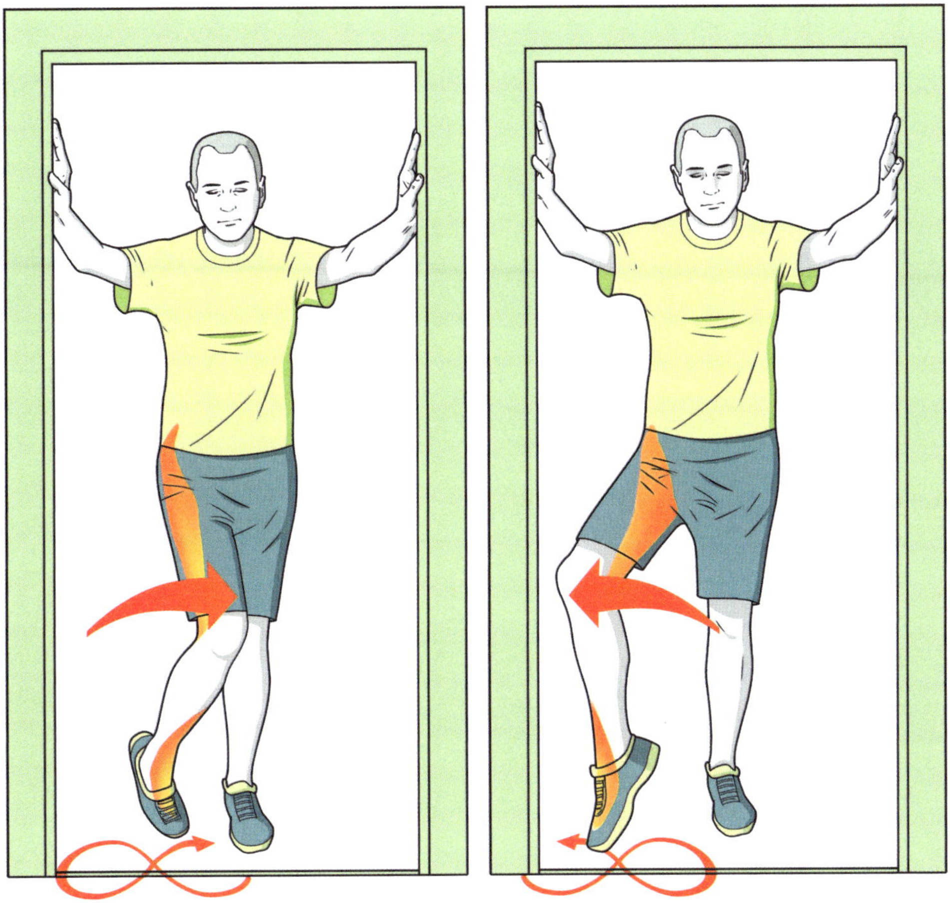

Zu Ihrer Sicherheit sollten Sie die Bewegung zunächst im komfortablen Rahmen belassen und die Kreise erst dann schrittweise vergrößern, wenn Sie sich wohler fühlen. Denken Sie daran, die Bewegung glatt und flüssig zu halten.

GROSSE DIAGONALE

Oberschenkelinnenseite, äußere Hüftmuskulatur, Schultern *(Vorder- und Rückseite)* und Rumpf

Diese dynamische Dehnung lockert die Hüften und verbessert die Kniestabilität. Seitwärtsbewegungen fördern die Beweglichkeit der Hüfte, während das Kreuzen vor dem Körper mit den Armen mehr Freiheit für die Schultern bringt und die Rotatorenmanschette vor Verletzungen schützt.

WARM-UP · DYNAMISCH · HILFSMITTEL: HARTSCHAUMROLLE

ANLEITUNG

1. Stellen Sie die Füße zusammen. Strecken Sie den rechten Arm mit lockerer Faust in einem 45-Grad-Winkel vom Körper weg zur Decke.
2. Machen Sie mit dem rechten Fuß einen kleinen Schritt (30 bis 60 cm) nach rechts. Dabei drehen Sie den Körper in den Hüften und beugen das rechte Knie, um in einen seitlichen Ausfallschritt zu kommen. Gleichzeitig führen Sie den rechten Arm mit gebeugtem Ellbogen vor dem Körper her, bis die Hand vor der linken Hüfte ist und der rechte Unterarm quer vor dem Bauch liegt.
3. Stoßen Sie sich mit dem rechten Fuß sanft ab und kehren Sie in die Ausgangsposition zurück: Füße zusammen, rechter Arm angehoben. Setzen Sie die Bewegung fort.
4. Seitenwechsel und wiederholen.

ABWECHSLUNG

- Leichter wird diese Dehnübung, wenn Sie die Bewegung in zwei verschiedene Teile aufteilen. Legen Sie dazu die Hände auf die Hüften und achten Sie zuerst auf den Ausfallschritt zur Seite. Achten Sie dann auf die Drehbewegung der Hüften im Stehen, ohne die Arme zu bewegen.
- Um Ihre Koordination zu testen, können Sie die Übung mit beiden Armen ausgestreckt beginnen, sodass sie ein »V« bilden. Machen Sie den Ausfallschritt abwechselnd nach links und rechts, und kreuzen Sie auch bei jeder Wiederholung mit einem anderen Arm.

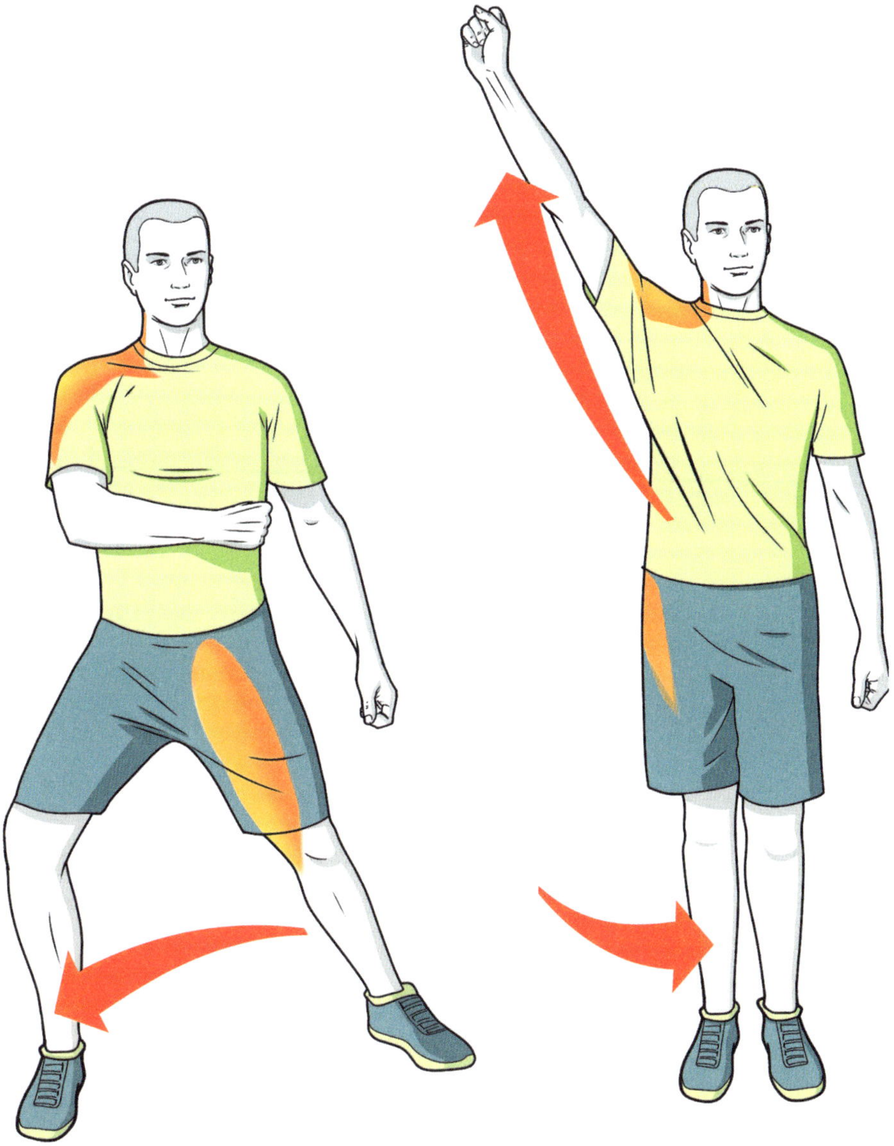

Machen Sie den Ausfallschritt nicht zu weit zur Seite. Das Knie des gebeugten Beins sollte auf einer Linie mit dem zweiten Zeh des Fußes liegen, damit Knie und Hüfte nicht überlastet werden.

KAPITEL ACHT

KNIE und OBERSCHENKEL

SCHENKELDEHNUNG IM LIEGEN

Oberschenkel *(Rückseite)* und Unterschenkel / Fußgelenk *(Gastrocnemius und Soleus)*

Nach Aktivitäten wie Laufen oder Wandern kann die Oberschenkelrückseite verspannt sein. Dehnübungen sind dann empfehlenswert, um Schmerzen im unteren Rücken zu vermeiden und zu lindern. Für diese Übung benötigen Sie einen Gurt mit mindestens drei Schlaufen.

COOL-DOWN · STATISCH · HILFSMITTEL: GURT MIT SCHLAUFEN

ANLEITUNG

1. Legen Sie sich auf den Boden, die Knie gebeugt, die Füße flach auf dem Boden. Ziehen Sie das rechte Knie an die Brust und legen Sie eine Gurtschlaufe quer über die rechte Fußsohle. Halten Sie die beiden anderen Schlaufen mit je einer Hand, wobei die Handflächen einander zugewandt sind.

2. Strecken Sie das linke Bein auf dem Boden aus, während Sie das rechte Bein in die Höhe strecken. Schieben Sie die rechte Ferse Richtung Decke, um das Bein so senkrecht wie möglich aufzurichten.

3. Hinterkopf und Schultern bleiben auf dem Boden. Üben Sie mit dem Gurt leichten Druck auf den rechten Fuß aus, indem Sie die Ellbogen beugen und die Zehen in Richtung Schienbein ziehen. Dehnung halten.

4. Seitenwechsel und wiederholen.

ABWECHSLUNG

- Mehr Halt gewinnen Sie, indem Sie den Gurt weglassen, die Übung stattdessen in einem Türrahmen durchführen und das ausgestreckte Bein gegen den Türpfosten lehnen. Wer die Tiefe der Dehnung variieren möchte, platziert den Po näher am Türrahmen oder weiter weg.
- Stärker wird die Dehnung, indem Sie die Übung als PNF-Dehnung ausführen (siehe Seite 23). Schieben Sie den Fuß gegen den Gurt, um der Dehnung zu widerstehen, und spannen Sie die Oberschenkelrückseite 3 bis 6 Sekunden lang an. Ziehen Sie dann das Knie mithilfe des Gurts näher an den Körper heran und halten Sie die Dehnung 15 bis 30 Sekunden lang.

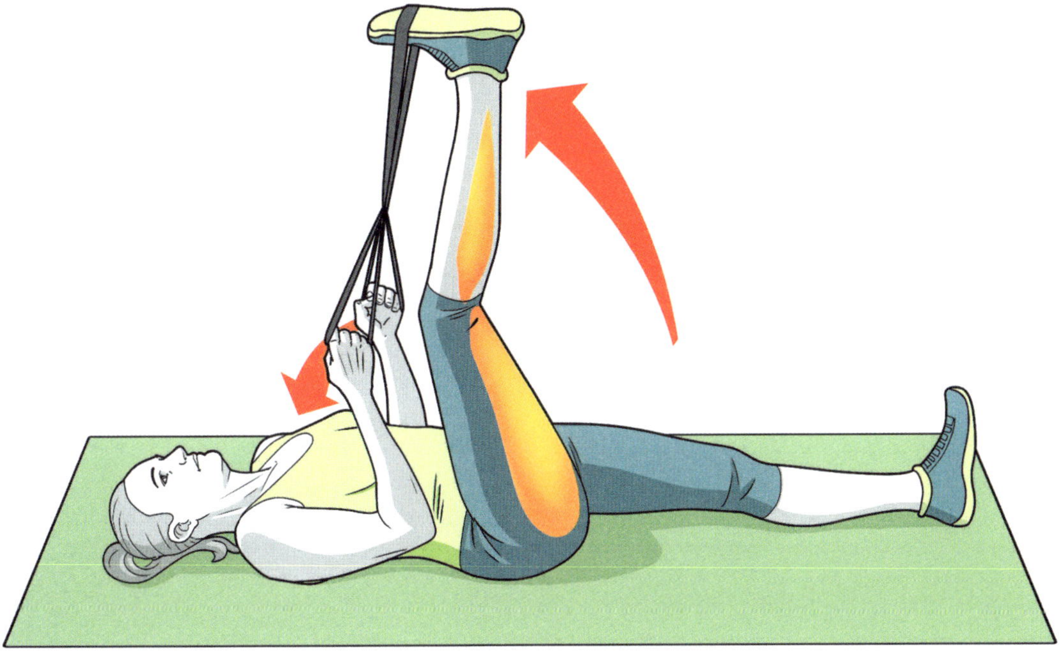

Indem Sie während dieser Dehnung der Oberschenkelrückseite die Zehen in Richtung Schienbein ziehen, verpassen Sie auch den Wadenmuskeln eine ordentliche Dehnung.

QUADRIZEPSDEHNUNG IM STEHEN MIT STÜTZE

Oberschenkel *(Quadrizeps)* und Hüftbeuger

Diese Dehnübung wirkt auf die Quadrizepsmuskeln ein (die Muskeln an der Vorderseite der Oberschenkel), die täglich beim Gehen, Treppensteigen und bloßem Herumstehen beansprucht werden.

COOL-DOWN · STATISCH · HILFSMITTEL: WAND ODER STUHL, HANDTUCH ODER GURT

ANLEITUNG

1. Stellen Sie sich neben eine Wand oder die Rückenlehne eines stabilen Stuhls, die Füße hüftbreit auseinander. Stützen Sie sich mit der rechten Hand an der Wand oder der Stuhllehne ab.
2. Verlagern Sie das Gewicht auf den rechten Fuß und beugen Sie das linke Knie. Ziehen Sie die Ferse zum Po und umgreifen Sie mit der linken Hand die Oberseite des linken Fußes oder Knöchels.
3. Halten Sie das linke Knie nah neben dem rechten Knie. Schieben Sie das Becken ein wenig vor. Dehnung halten.
4. Seitenwechsel und wiederholen.

ABWECHSLUNG

- Noch mehr Halt finden Sie, wenn Sie sich auf die Seite legen und das untere Bein gestreckt halten, während Sie das obere Bein beugen, um dessen Quadrizeps zu dehnen. Einfacher wird diese Dehnübung, wenn Sie die Ferse des angewinkelten Beins mit einem Handtuch oder einem Gurt in Richtung Po ziehen.
- Um Ihren Gleichgewichtssinn zu prüfen, können Sie die Übung freistehend ausführen und die freie Hand auf die Hüfte legen.

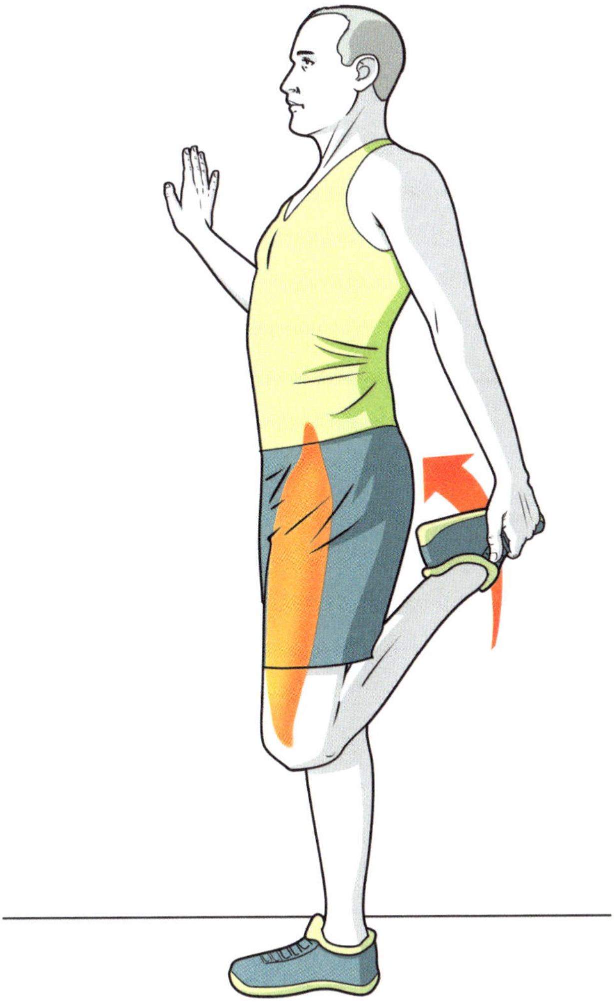

Bei dieser Dehnübung bleibt das Knie nach unten gerichtet, sodass der Oberschenkel senkrecht zum Boden steht und sich beide Knie auf einer Linie nebeneinander befinden.

VORBEUGE MIT BRUSTSTRECKUNG

Oberschenkel *(Rückenseite und Innenseite, Hüftadduktoren)*, Rumpf *(Rückenstrecker)*, Brust und Schultervorderseite

Diese vom Yoga inspirierte Dehnübung zielt auf die wichtigsten Muskeln des Ober- und Unterkörpers ab, wobei das Hauptaugenmerk auf der Oberschenkelrückseite liegt, einer Muskelgruppe, die unter anderem beim Gehen, Wandern, Laufen und Radfahren beansprucht wird. Die Verwendung eines Gurts erleichtert das Dehnen der Brust- und Schultermuskulatur, die von stundenlangem Tippen oder Autofahren verspannt ist.

COOL-DOWN · STATISCH · HILFSMITTEL: GURT

ANLEITUNG

1. Stellen Sie die Füße etwa 90 bis 120 cm weit auseinander und richten Sie sie parallel aus, die Knie leicht gebeugt. Nehmen Sie den Gurt in eine Hand mit nach hinten zeigender Handfläche und greifen Sie mit der anderen Hand hinter dem Rücken nach dem anderen Ende des Gurtes.
2. Atmen Sie ein, halten Sie den Rücken gerade und ziehen Sie die Schultern nach hinten und unten.
3. Beugen Sie sich mit dem Ausatmen aus der Hüfte nach vorn, sodass der Oberkörper in Richtung der Oberschenkel geht und der Kopf in Richtung Boden. Lassen Sie die Arme nach vorn klappen, mit dem Gurt weiterhin zwischen den Händen. Dehnung halten.

ABWECHSLUNG

- Eine einfachere Variante mit mehr Halt bekommen Sie, wenn Sie den Gurt weglassen und einen Stuhl verwenden. Führen Sie die Dehnübung wie beschrieben aus, aber vor der Sitzfläche eines stabilen Stuhls, auf der Sie dann die Ellbogen und Unterarme abstützen können. Achten Sie darauf, Oberschenkelrückseite und Rücken in einem für Sie angenehmen Bewegungsbereich zu dehnen.
- Wer die Dehnung vertiefen möchte, lässt den Gurt weg, verschränkt die Finger und richtet die Fingerknöchel zur Decke.

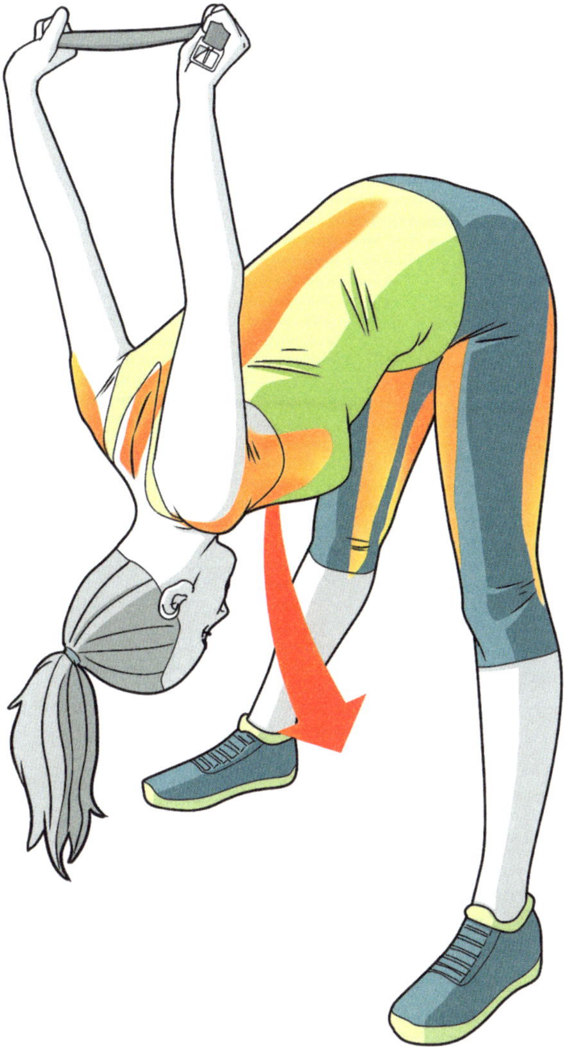

Lassen Sie in der Vorbeuge die Oberseite des Kopfes in Richtung Boden sinken, um Ihrem Rücken eine gute Dehnung zu ermöglichen und Verspannungen zu lösen.

TIEFER AUSFALLSCHRITT AN DER WAND

Oberschenkel *(Quadrizeps)* und Hüften *(Hüftbeuger)*

Diese Dehnübung beansprucht die Quadrizepsmuskeln und Hüftbeuger – starke Muskeln, die allerdings oft verspannt sind. Wer viel sitzende Arbeit leistet oder oft läuft oder Fahrrad fährt, sollte diese Übung ins Flexibilitätstraining aufnehmen.

COOL-DOWN · STATISCH · HILFSMITTEL: HANDTUCH ODER KISSEN

ANLEITUNG

1. Knien Sie sich zunächst so auf ein gefaltetes Handtuch oder ein dünnes Kissen, dass die Zehen nach vorn zeigen und die Fußballen gegen eine Wand gelehnt sind. Stellen Sie den linken Fuß nach vorn und beugen Sie das linke Knie um etwa 90 Grad. Das linke Knie bildet eine Linie mit der zweiten Zehe des linken Fußes.
2. Schieben Sie das rechte Knie leicht nach hinten, sodass jetzt die Oberseite Ihres Fußes an der Wand lehnt und Ihre Zehen zur Decke zeigen. So entsteht eine Dehnung in der rechten Oberschenkelvorderseite und in der Hüfte. Legen Sie die Hände auf den Oberschenkel und halten Sie die Dehnung.
3. Seitenwechsel und wiederholen.

ABWECHSLUNG

- Benutzen Sie zur Abwechslung einen Gurt, um das linke Knie zu beugen und die Ferse zum Po zu ziehen.
- Um die Dehnung in Hüften und Quadrizeps zu vertiefen, heben Sie den Brustkorb leicht an, während Sie das Becken nach vorn schieben.

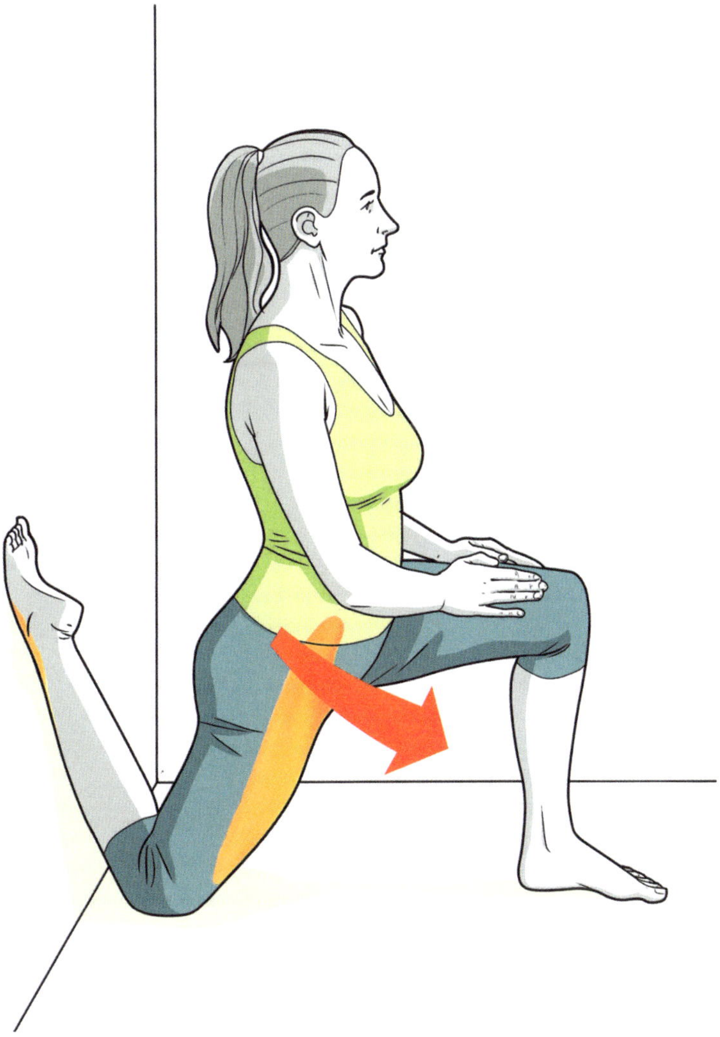

Um das vordere Knie nicht zu überlasten, müssen Sie es in einer Linie mit der zweiten Zehe des vorderen Fußes halten. Das bedeutet, dass Sie bei dieser Dehnübung den großen Zeh des vorderen Fußes sehen können sollten. Die Zehen des hinteren Fußes müssen Sie nicht mit der Oberseite gegen die Wand lehnen, Sie können den Fuß auch angewinkelt lassen.

KAPITEL NEUN

UNTERSCHENKEL, FUSSGELENKE, FÜSSE

FUSSKREISEN

Unterschenkel / Fußgelenke

Diese dynamische Übung erweitert den Bewegungsspielraum und lockert die Fußgelenke, damit Sie sich beim Gehen, Laufen und Wandern wohler fühlen. Außerdem können Sie Knieschmerzen lindern, indem Sie die Beweglichkeit der Fußgelenke sicherstellen.

WARM-UP · DYNAMISCH

ANLEITUNG

1. Setzen Sie sich auf eine Stuhlkante, mit beiden Füßen fest auf dem Boden und den Händen auf den Oberschenkeln.
2. Heben Sie den rechten Fuß vom Boden und strecken Sie das rechte Bein leicht vom Körper weg.
3. Lassen Sie den Fuß am Knöchel im Uhrzeigersinn kreisen, ohne das angehobene Bein zu bewegen. Wechseln Sie nach einer Runde die Richtung und kreisen Sie gegen den Uhrzeigersinn.
4. Seitenwechsel und wiederholen.

ABWECHSLUNG

- Mehr Halt für das angehobene Bein gibt es, wenn Sie es mit beiden Händen sanft am Oberschenkel umfassen.
- Wenn Sie Ihr Gleichgewicht auf die Probe stellen möchten, führen Sie die Übung im Stehen aus, mit den Händen auf den Hüften.

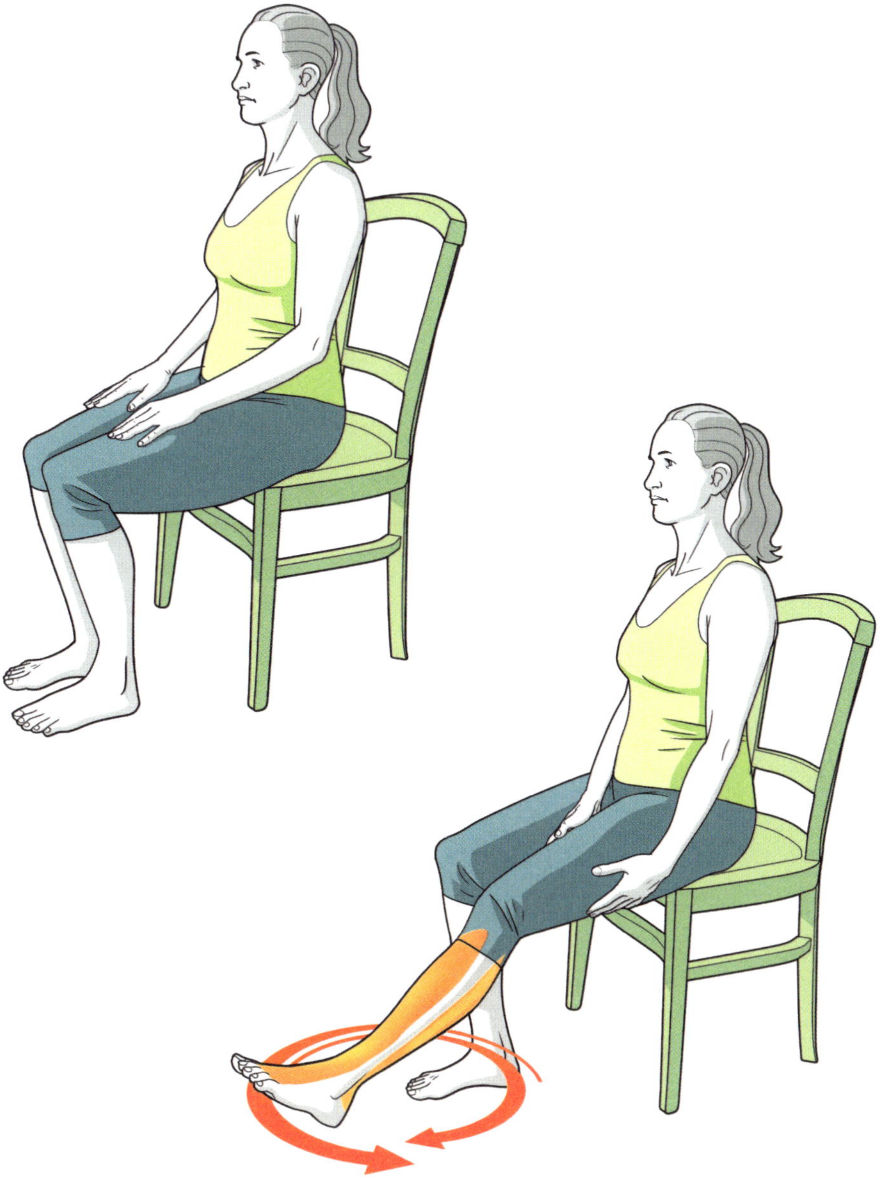

Wenn Sie den Fuß aus dem Fußgelenk kreisen lassen, sollten Sie genau auf jeden Teil der Bewegung achten: Kippen Sie den Fuß nach innen (sodass der kleine Zeh nach oben kommt), richten Sie dann die Zehen auf den Boden, woraufhin Sie den Fuß nach außen kippen (die Seite mit dem großen Zeh ist jetzt oben), und richten Sie zuletzt die Zehen nach oben (sodass sie dem Schienbein näher kommen).

WADENDEHNUNG IM STEHEN

Unterschenkel, Fußgelenke, Waden

Wenn Sie viel gehen und Treppen steigen oder wenn Sie gerne hochhackige Schuhe tragen, die die Wadenmuskeln beanspruchen, dann ist diese Dehnübung ein Segen, da sie Schmerzen in den Fuß- und Kniegelenken lindert.

COOL-DOWN · STATISCH

ANLEITUNG

1. Stellen Sie sich im Ausfallschritt vor eine Wand. Der linke Fuß steht vorn, beide Füße sind schulterbreit auseinander. Stützen Sie beide Hände gegen die Wand. Ihr linker Fuß sollte 30 bis 60 cm von der Wand entfernt sein, der rechte Fuß 60 bis 90 cm.
2. Drücken Sie beide Fersen fest gegen den Boden und beugen Sie das linke Knie leicht, sodass der Oberkörper näher an die Wand rückt. Dadurch entsteht eine Dehnung in der rechten Wade. Beugen Sie die Ellbogen möglichst so weit, dass Sie Handflächen und Unterarme flach und parallel zueinander an die Wand lehnen können. Dehnung halten.
3. Seitenwechsel: Stellen Sie den rechten Fuß nach vorn und den linken Fuß nach hinten.

ABWECHSLUNG

- Weniger intensiv wird die Dehnung, wenn Sie den Körper nur leicht nach vorn lehnen, nur die Handflächen auf die Wand legen und den Brustkorb weiter weg von der Wand lassen.
- Eine andere Wadendehnung erreichen Sie, indem Sie mit dem rechten Fuß nicht nach hinten gehen, sondern nach vorn. Lehnen Sie den Fußballen gegen die Wand und stemmen Sie die Ferse gegen den Boden. Ziehen Sie den Oberkörper näher an die Wand, sodass in der rechten Wade, im Fuß und in den Zehen eine Dehnung entsteht.

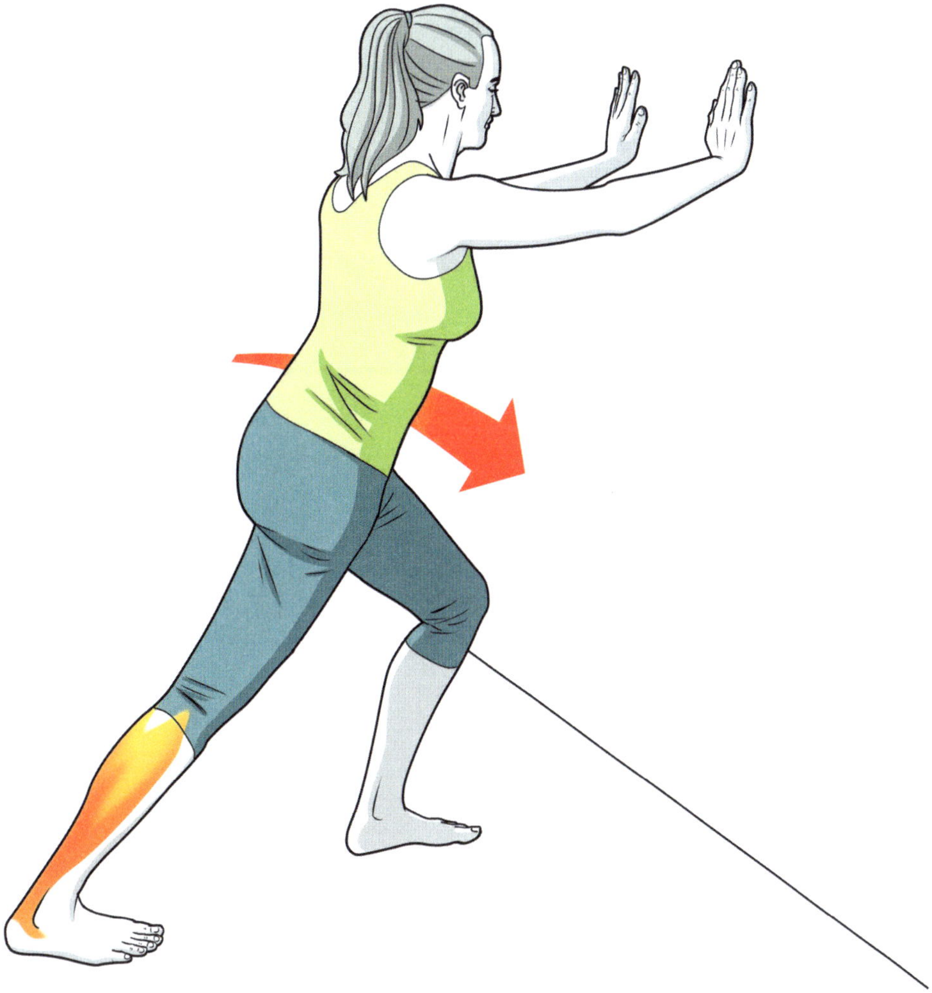

Um die Waden ordentlich zu dehnen, muss die hintere Ferse während der gesamten Übung fest am Boden bleiben. Das vordere Knie wird leicht gebeugt, während Sie den Oberkörper näher zur Wand schieben.

SCHIENBEINDEHNUNG

Unterschenkel / Fußgelenke *(Tibialis anterior)*

Unter Einsatz des Körpergewichts dehnt diese Übung die Muskeln, die an der Vorderseite des Unterschenkels entlanglaufen, wie beispielsweise den vorderen Schienbeinmuskel oder *Musculus tibialis anterior*. Beim sogenannten Schienbeinkantensyndrom – Schmerzen nach dem Gehen, Laufen oder Wandern – kann diese Übung Linderung bringen. Um bequem und sicher zu stehen, führen Sie die Übung am besten auf Teppichboden oder einem gefalteten Handtuch aus.

COOL-DOWN · STATISCH · HILFSMITTEL: WAND ODER STUHL, HANDTUCH

ANLEITUNG

1. Stellen Sie sich neben eine Wand oder einen Stuhl und stützen Sie sich mit der linken Hand ab. Die Füße stehen parallel und zusammen.
2. Beugen Sie das rechte Knie und schieben Sie die Ferse nach hinten. Legen Sie den rechten Fußrücken auf den Boden, sodass die Zehen nach hinten zeigen.
3. Halten Sie den rechten Fuß am Boden und verlagern Sie das Gewicht leicht nach vorn, sodass am rechten Schienbein eine Dehnung entsteht.
4. Halten Sie die Dehnung 3 bis 5 Atemzüge lang.
5. Seitenwechsel und wiederholen.

ABWECHSLUNG

- Wer mehr Stütze benötigt, führt die Übung auf der Stuhlkante sitzend aus und zieht den Fuß unter den Stuhl, um den Fußrücken auf den Boden zu legen.
- Die Dehnung lässt sich variieren, indem man mit dem Fuß verschiedene Winkel ausprobiert. Dazu bewegt man die Ferse leicht nach innen oder außen, um die Wirkung der Dehnung zu ändern.

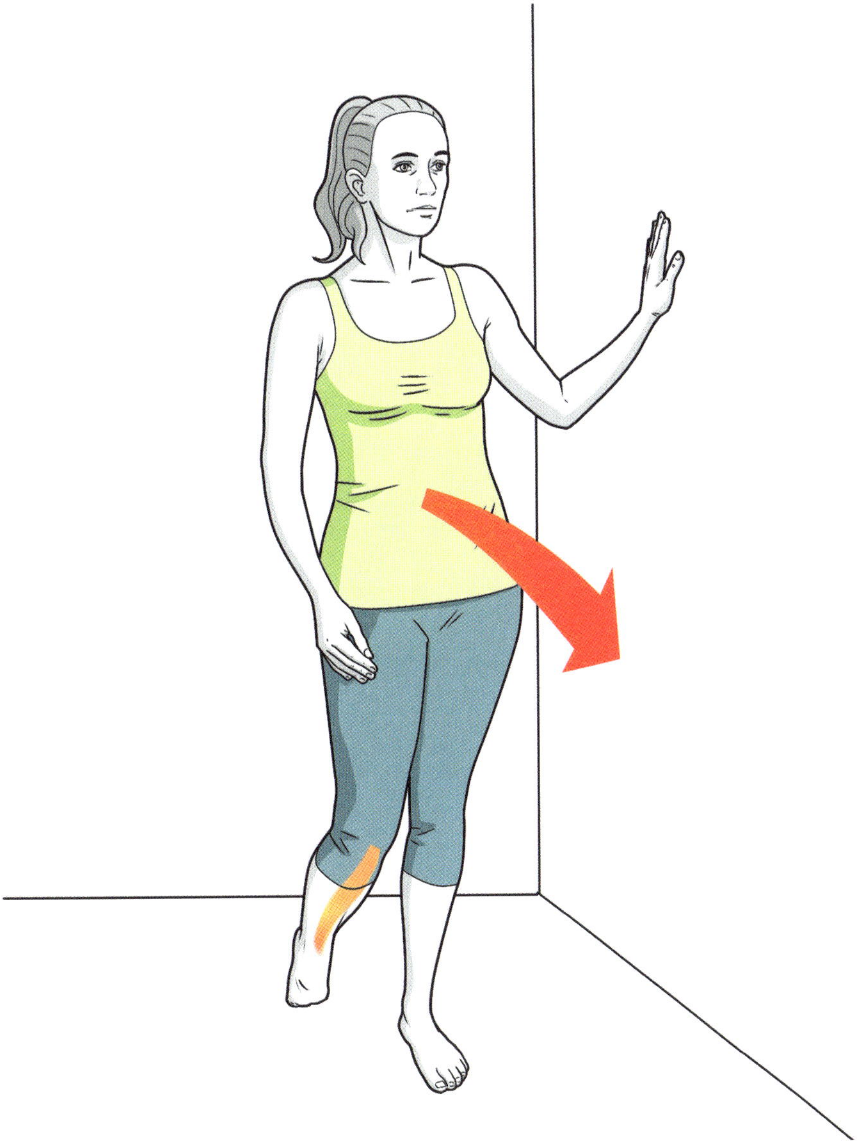

Um bei dieser Dehnübung die gewünschte Dehnintensität zu erreichen, verlagern Sie am besten Ihr Gewicht nach vorn, statt den Fuß über den Boden zu schleifen.

MYOFASCIAL RELEASE FÜR DIE WADEN

Unterschenkel *(Waden)*

Diese Selbstmassage lockert die Faszien (Seite 22) und Muskeln in den Waden und verbessert die Beweglichkeit des Fußgelenks, wodurch das Risiko von Knöchelverrenkungen verringert wird. Indem man die Hände mit nach hinten gerichteten Fingern hinter dem Körper aufstützt, dehnt man zusätzlich Brust-, Schulter- und Armmuskulatur, die aufgrund von schlechter Körperhaltung verspannt sein können. Die Übung erfordert eine Hartschaumrolle.

WARM-UP · COOL-DOWN · HILFSMITTEL: HARTSCHAUMROLLE

ANLEITUNG

1. Setzen Sie sich auf den Boden, die Knie angewinkelt, die Füße aufgestellt. Stützen Sie beide Handflächen hinter dem Körper auf, wobei die Finger nach hinten zeigen.
2. Das linke Knie bleibt gebeugt, das rechte wird ausgestreckt und mit nach oben zeigenden Zehen auf die Hartschaumrolle gelegt, sodass die Rolle unter der Wade liegt.
3. Bewegen Sie sich auf der Rolle vor und zurück, mit kleinen Hin-und-her-Bewegungen (5 bis 15 cm), und üben Sie dabei sanften Druck auf alle Stellen in der Muskulatur aus, die sich unangenehm anfühlen.
4. Seitenwechsel und wiederholen.

ABWECHSLUNG

- Angenehmer wird es, wenn man den Druck in der Nähe der Stelle ausübt, nicht direkt darauf. Dafür dann den Druck bis zu 60 Sekunden lang aufrechterhalten.
- Um die Übung zu variieren und die Dehnung zu vertiefen, legt man ein Bein über das andere, platziert die Rolle direkt unter der zu behandelnden Stelle und übt bis zu 30 Sekunden lang Druck darauf aus.

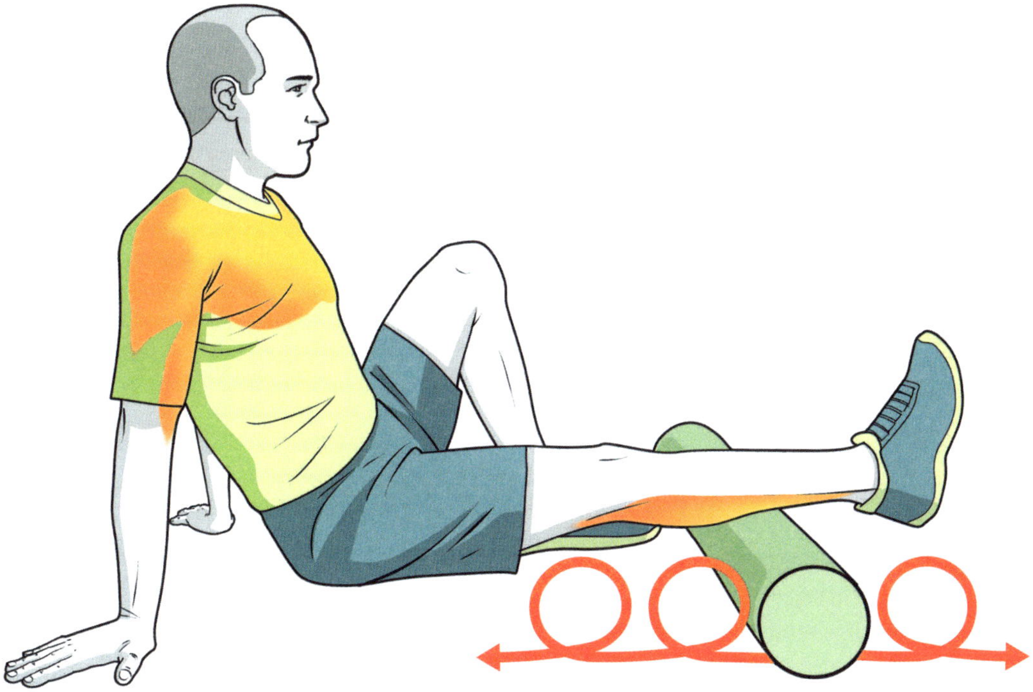

Die Intensität der Dehnung steuern Sie, indem Sie mehr oder weniger Druck ausüben, je nach Empfindlichkeit. Atmen Sie langsam und tief durch die Nase ein und aus, dann wird die Selbstmassage noch entspannender. Um eine größtmögliche Wirkung auf die Wadenmuskeln zu erzielen, sollten Sie verschiedene Winkel zwischen Wade und Rolle ausprobieren und die Zehen Richtung Schienbein angewinkelt halten.

HERABSCHAUENDER HUND

Unterschenkel/Fußgelenke *(Waden)*, Oberschenkel *(Rückseite)* und Rücken *(Latissimus)*

Als eine der bekanntesten Yogahaltungen dehnt diese Übung die Oberschenkelrückseiten und Waden und kräftigt gleichzeitig Hände und Arme.

COOL-DOWN · STATISCH

ANLEITUNG

1. Beginnen Sie auf Händen und Knien, wobei die Knie senkrecht unter den Hüften und die Hände ein Stück vor den Schultern stehen. Die Finger sind weit gespreizt.

2. Pressen Sie die Handflächen fest gegen den Boden. Atmen Sie ein und richten Sie die Zehen nach vorn.

3. Strecken Sie mit dem Ausatmen die Beine, sodass sich Becken und Steißbein emporheben, bis der Körper ein umgekehrtes »V« darstellt. Stellen Sie die Fersen auf den Boden und lassen Sie die Wirbelsäule lang. Dehnung halten.

ABWECHSLUNG

- Falls Ihnen die Übung zu schwierig erscheint, lassen Sie die Knie gebeugt, damit die Wirbelsäule lang und gerade bleiben kann. Stützen Sie die Hände auf ein Paar Yogablöcke.
- Um eine tiefere Dehnung zu erreichen, stellen Sie sich hoch auf die Fußballen, senken dann langsam die Fersen und pressen die Füße fest gegen den Boden.

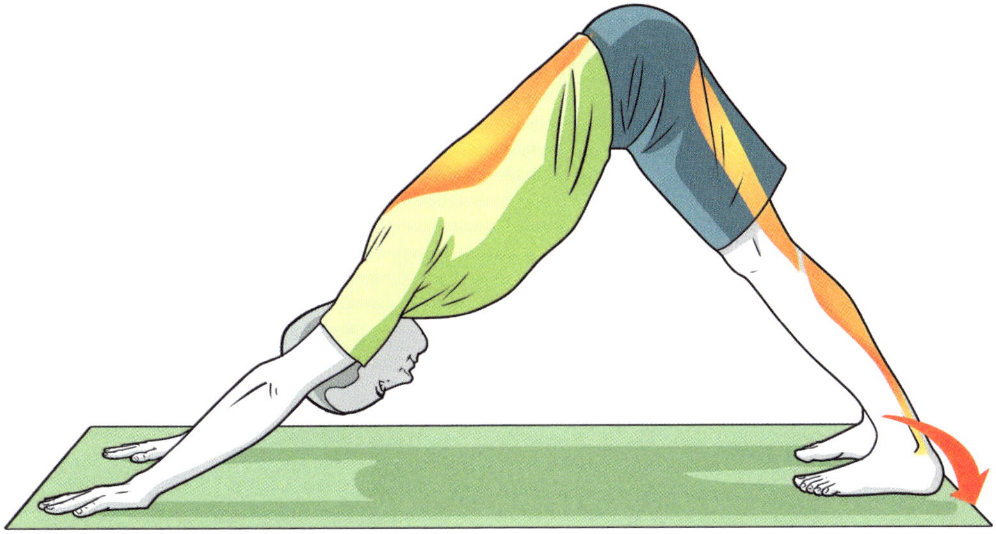

Damit bei dieser vom Yoga inspirierten Dehnübung die Technik stimmt, spannen Sie die Oberarme an und lassen den Kopf zwischen dem rechten und linken Bizeps. Sie können auch gleich oberhalb der Ellbogen einen Gurt um die Arme legen, damit Sie die Oberarme gerade halten.

TEIL DREI

Die WORKOUTS

KAPITEL ZEHN

ALLTAGSTÄTIGKEITEN

Stretching nach der Arbeit

Wer stundenlang am Schreibtisch gearbeitet und an der Tastatur getippt hat, führt dieses Dehnprogramm durch, um die Verspannungen in der Brust-, Schulter- und Nackenmuskulatur sowie in Handgelenken und Hüften zu lindern.

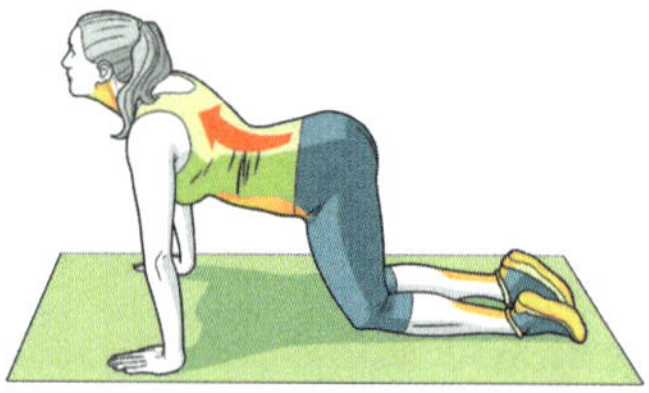

1. Katze-Kuh (8 Mal) *Seite 70*

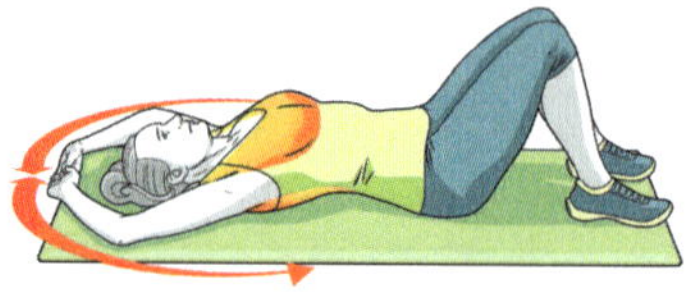

2. Liegender Engel (Floor Angels) (10 Mal) *Seite 42*

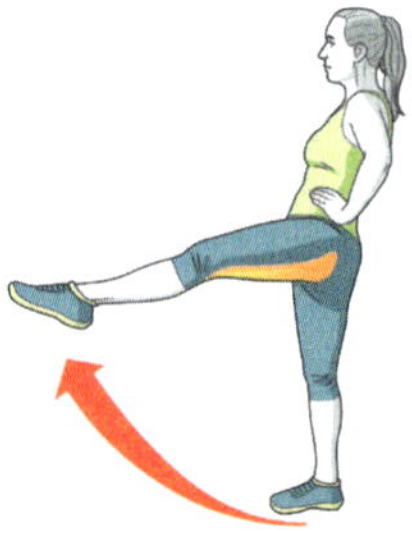

3. Beinschwingen (10 Mal je Seite) *Seite 96*

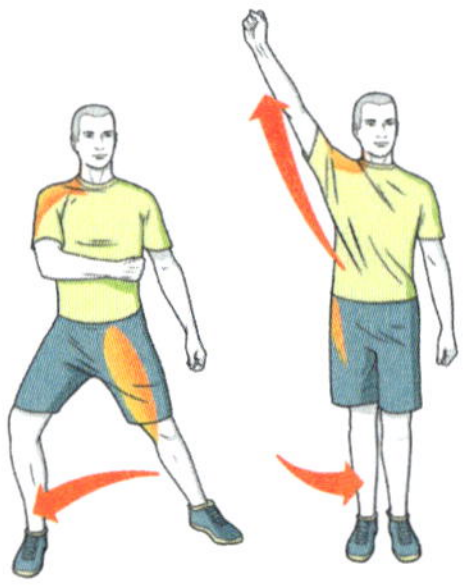

4. Große Diagonale (8 Mal je Seite) *Seite 100*

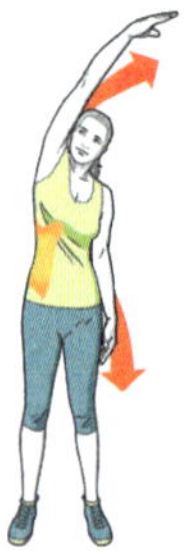

5. Mondsichel im Stand (30 Sekunden je Seite) *Seite 74*

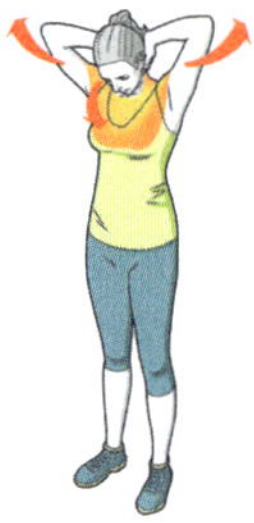

6. Herzöffner (30 Sekunden) *Seite 44*

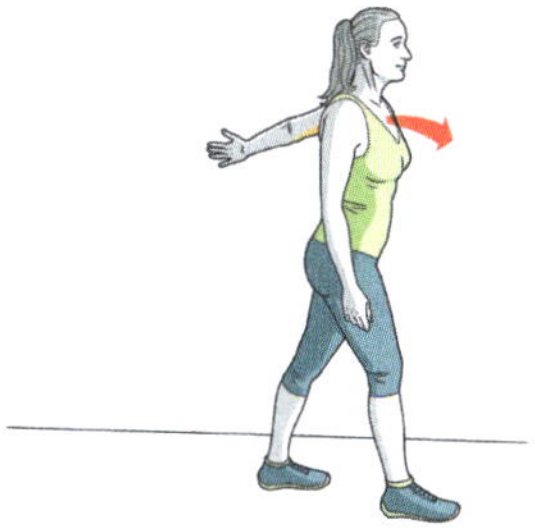

7. Bizepsdehnung (30 Sekunden je Seite) *Seite 56*

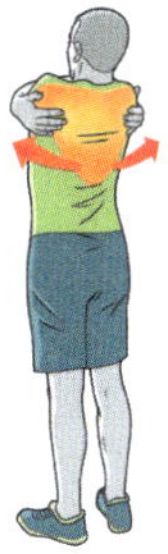

8. Bear Hug (Umarmen) (30 Sekunden) *Seite 76*

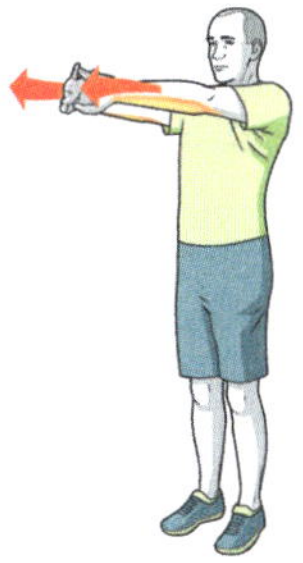

9. Handbeugerdehnung (30 Sekunden) *Seite 62*

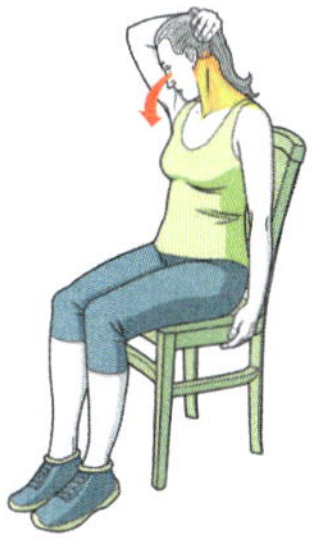

10. Nackendehnung im Sitzen (30 Sekunden je Seite) *Seite 46*

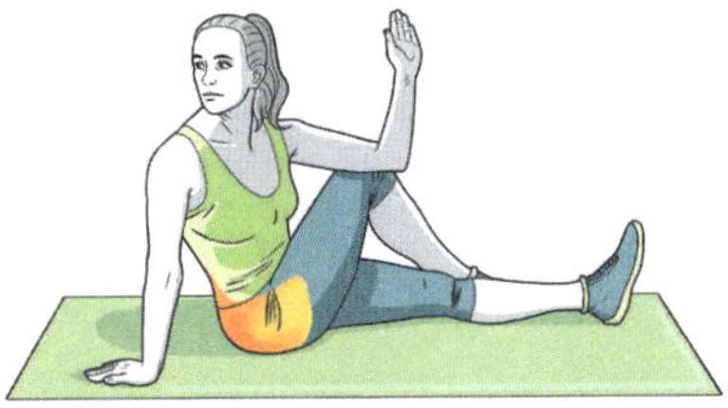

11. Halber Drehsitz (30 Sekunden je Seite) *Seite 88*

Dehnübungen wie Katze-Kuh und Liegender Engel können so modifiziert werden, dass sie nicht auf dem Boden, sondern im Sitzen ausgeführt werden (siehe die Rubrik »Abwechslung« in der Übungsbeschreibung). So können die Übungen auch im Büro problemlos durchgeführt werden.

Stretching auf Reisen

Egal, wohin die Reise führt: Wer unterwegs ist, kann diese Übungsreihe durchführen, um die Schmerzen zu lindern, die oft nach stundenlangem Sitzen in Verkehrsmitteln auftreten.

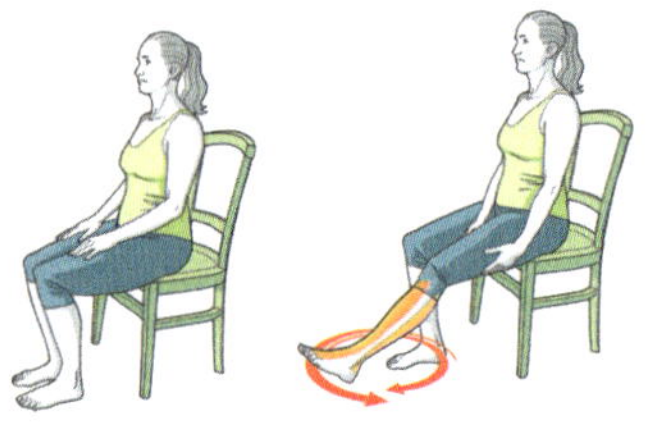

1. Fußkreisen (10 Mal je Seite, 5 je Richtung) *Seite 114*

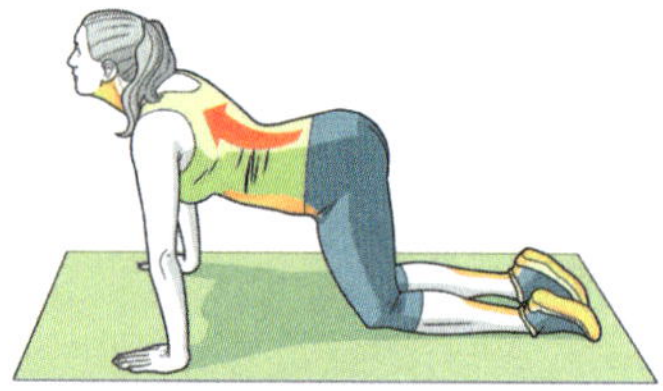

2. Katze-Kuh (8 Mal) *Seite 70*

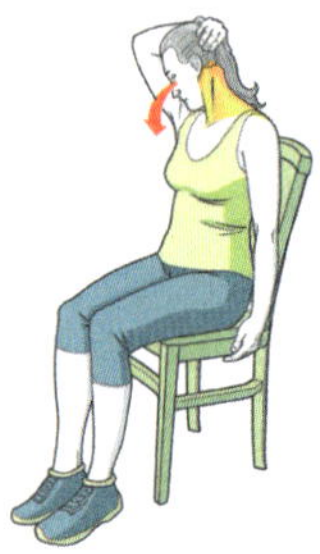

3. Nackendehnung im Sitzen (30 Sekunden je Seite) *Seite 46*

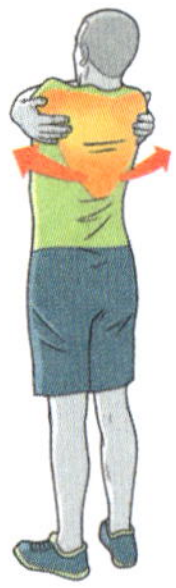

4. Bear Hug (Umarmen) (30 Sekunden) *Seite 76*

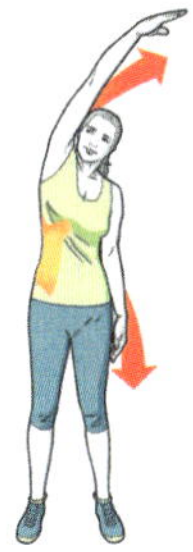

5. Mondsichel im Stand (30 Sekunden je Seite) *Seite 74*

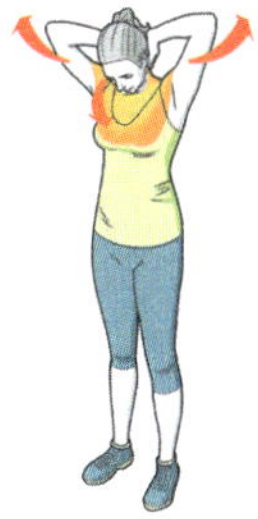

6. Herzöffner (30 Sekunden) *Seite 44*

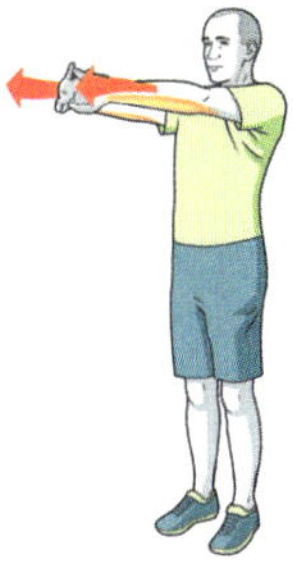

7. Handbeugerdehnung (30 Sekunden) *Seite 62*

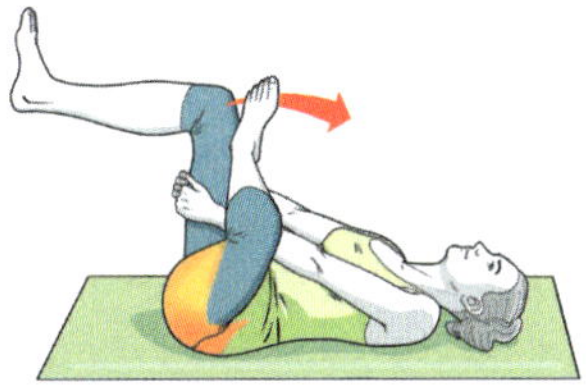

8. Nadelöhr (30 Sekunden je Seite) *Seite 92*

Da jede Übung dieses Programms auch im Sitzen ausgeführt werden kann (siehe die Rubrik »Abwechslung« in der Übungsbeschreibung), können Sie den Workout überall anwenden – ob auf dem Asphalt (wenn auch nicht während der Fahrt!) oder über den Wolken.

Morgenroutine

Jeder Morgen wird zum guten Morgen mit dieser dynamischen Dehnungsfolge, die das Blut nach einer erholsamen Nacht allmählich zum Fließen bringt und den Körper weckt. Danach sind Sie voller Energie und bereit für alles, was der Tag bringen mag.

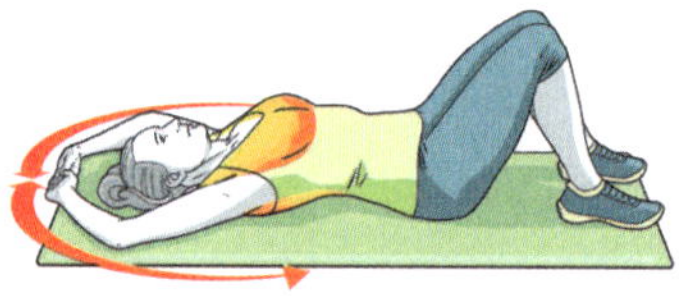

1. **Liegender Engel (Floor Angels) (10 Mal)** *Seite 42*

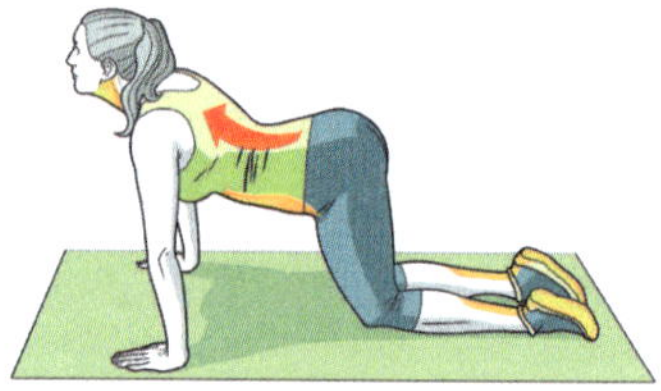

2. **Katze-Kuh (8 Mal)** *Seite 70*

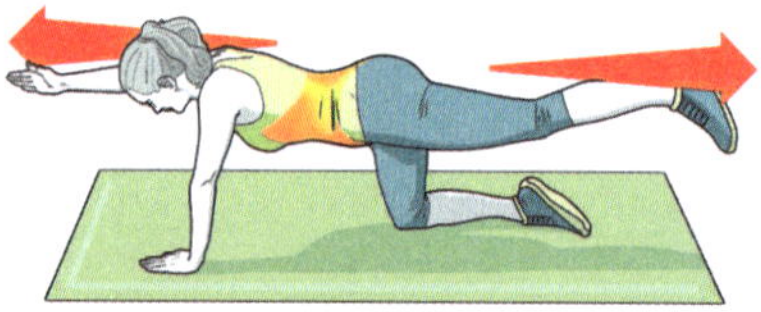

3. **Vogel-Hund (6 Mal je Seite)** *Seite 82*

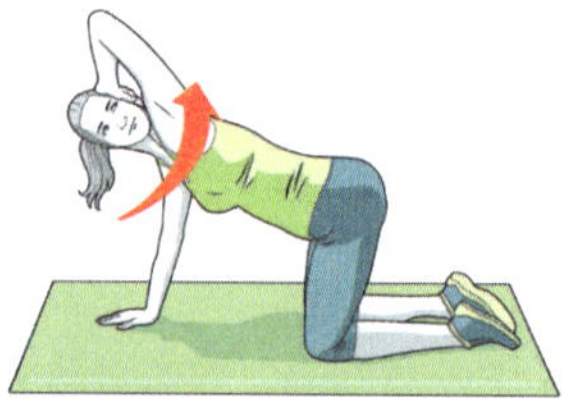

4. **Rückendrehung auf allen vieren (6 Mal je Seite)** *Seite 84*

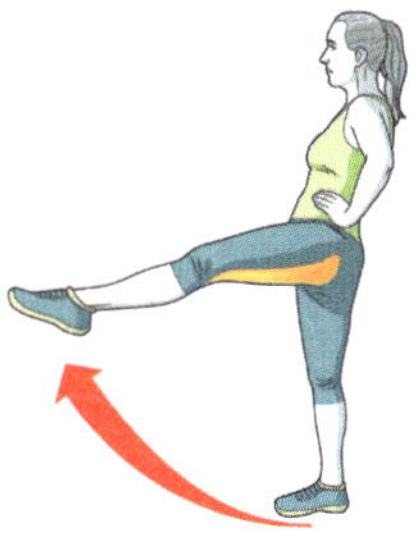

5. Beinschwingen (10 Mal je Seite) *Seite 96*

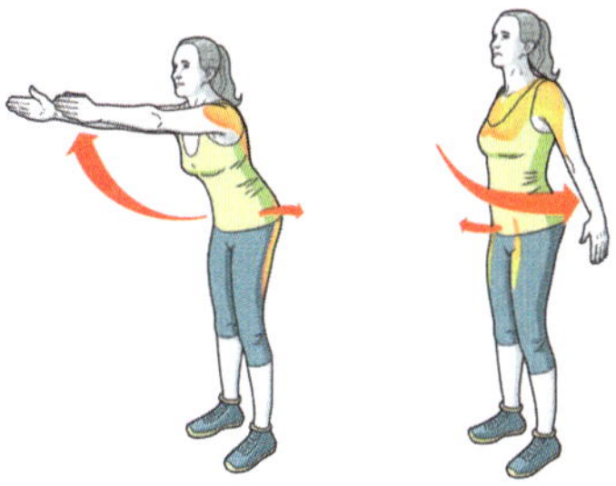

6. Beugen und Strecken (10 Mal) *Seite 50*

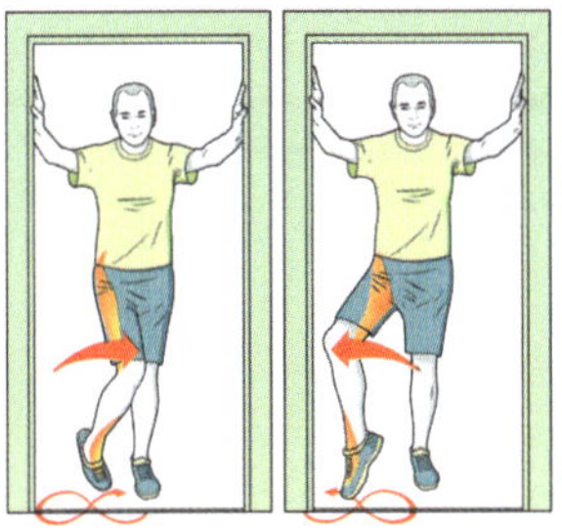

7. Achterkreisel mit Stütze (Figure 8)
(8 Mal je Seite) *Seite 98*

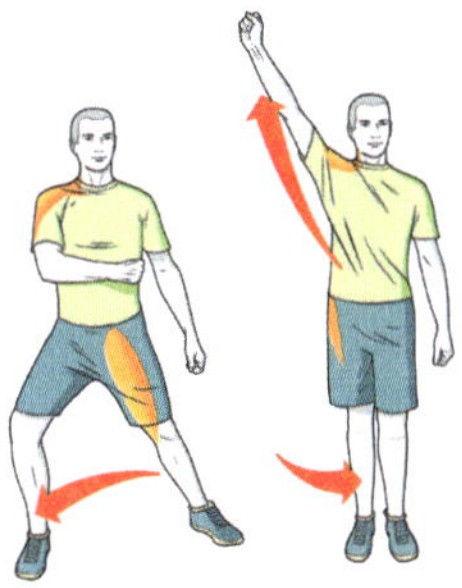

8. Große Diagonale
(8 Mal je Seite) *Seite 100*

Nach dem Aufstehen fühlen sich bestimmte Körperregionen möglicherweise besonders angespannt und steif an. Denken Sie daran, auf Ihren Körper zu hören und nur in einem Bewegungsbereich zu arbeiten, der sich angenehm anfühlt.

Abendroutine

Statisches Dehnen ist eine ideale Möglichkeit, um sich nach einem langen Tag zu entspannen und Stress abzubauen. Diese Übungsfolge gibt sowohl dem Geist als auch dem Körper Gelegenheit zur Entspannung, damit Sie eine erholsame und erquickende Nachtruhe genießen.

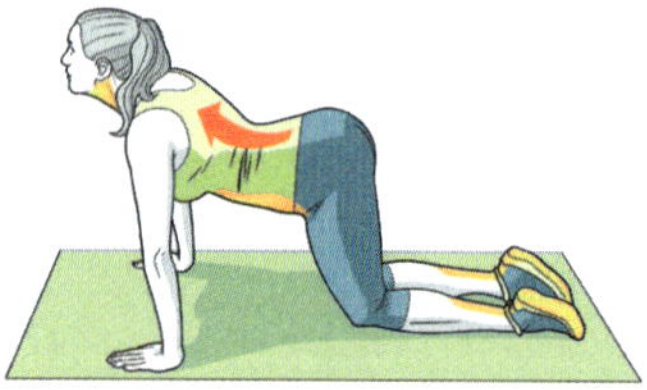

1. Katze-Kuh (8 Mal) *Seite 70*

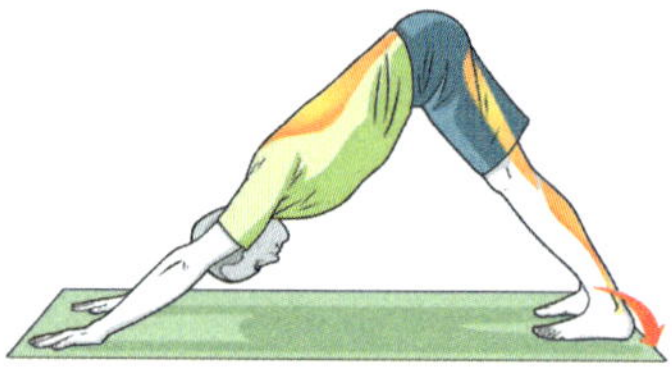

2. Herabschauender Hund (30 Sekunden) *Seite 122*

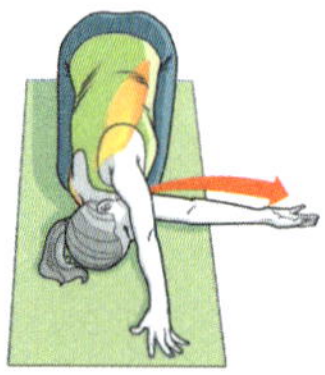

3. Nadel und Faden (30 Sekunden je Seite) *Seite 40*

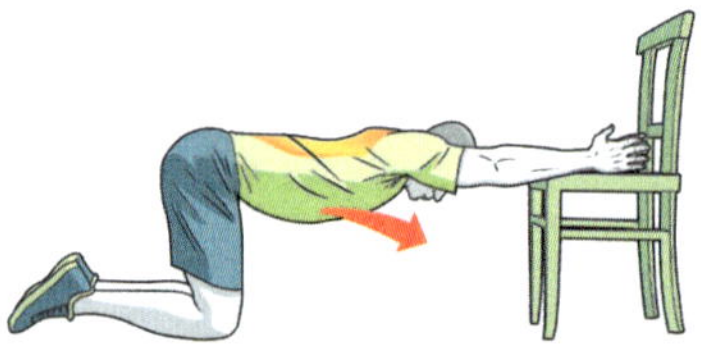

4. Rückendehnung im Knien (30 Sekunden) *Seite 78*

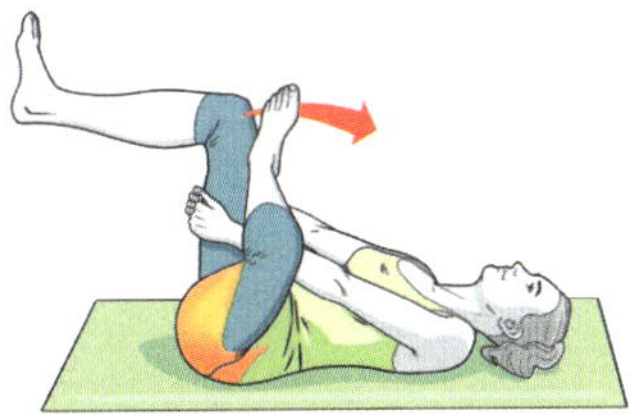

5. Nadelöhr (Figure 4)
(30 Sekunden je Seite) *Seite 92*

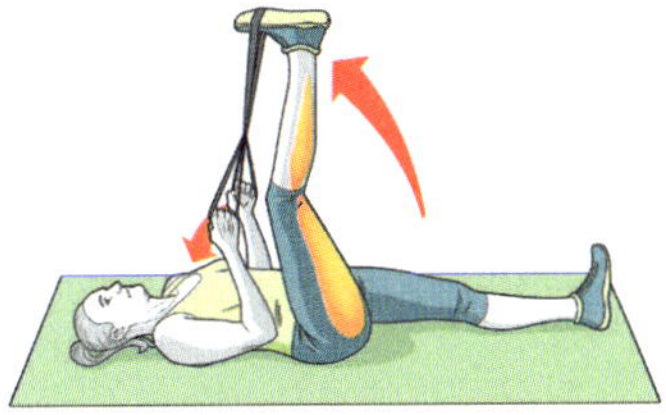

6. Schenkeldehnung im Liegen
(30 Sekunden je Seite) *Seite 104*

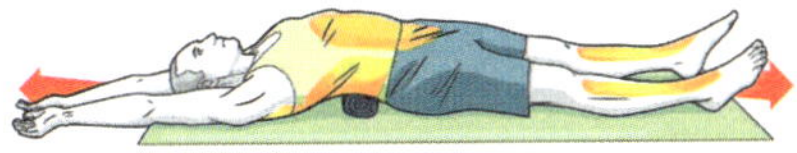

7. Kopf-bis-Fuß-Dehnung
(30 Sekunden) *Seite 80*

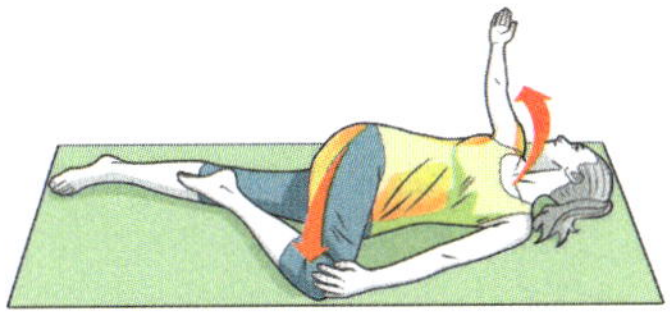

8. Drehung in Rückenlage
(30 Sekunden je Seite) *Seite 72*

Muskeln lassen sich am besten dehnen, wenn sie warm sind. Machen Sie daher ein entspannendes heißes Bad oder eine heiße Dusche zu einem Teil Ihrer Abendroutine, bevor Sie mit diesen Dehnübungen beginnen.

Stretching vor dem Fernseher

Diese einfach zu befolgende Übungsfolge können Sie im Schlafzimmer oder Wohnzimmer durchführen, während Sie Ihre Lieblingsserie oder einen guten Film schauen. Um die Wirksamkeit der Dehnübungen zu steigern, sollten Sie vorher 2 bis 3 Minuten auf der Stelle marschieren, damit die Durchblutung in Gang kommt und die Muskeln erwärmt werden.

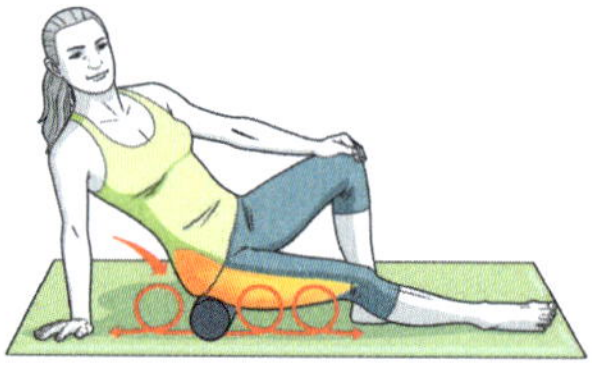

1. Myofascial Release für die Gesäßmuskeln (30 Sekunden je Seite) *Seite 94*

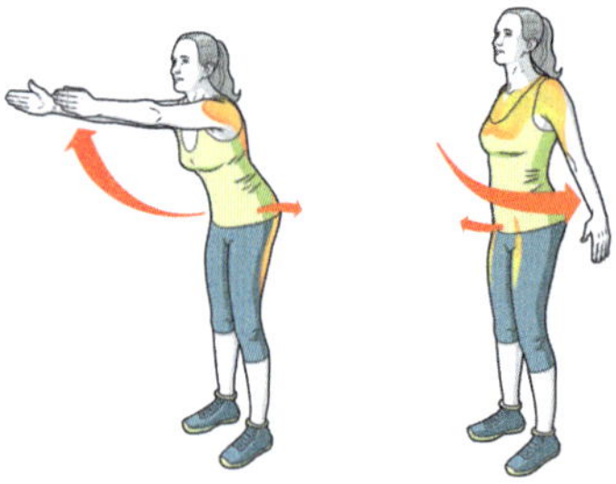

2. Beugen und Strecken (10 Mal) *Seite 50*

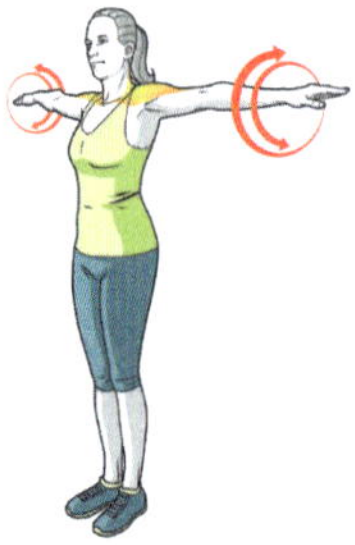

3. Armkreisen (10 Mal je Seite, 5 in jede Richtung) *Seite 48*

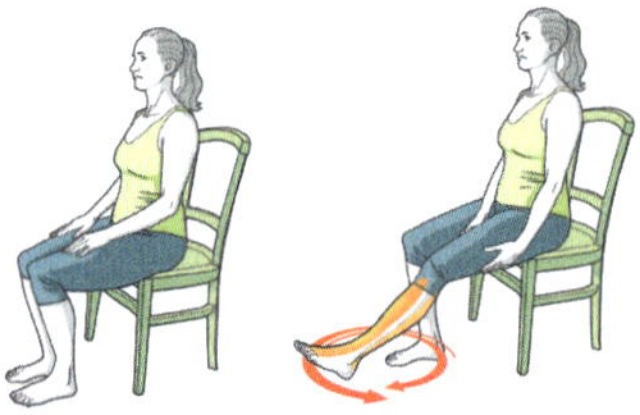

4. Fußkreisen (10 Mal je Seite, 5 in jede Richtung) *Seite 114*

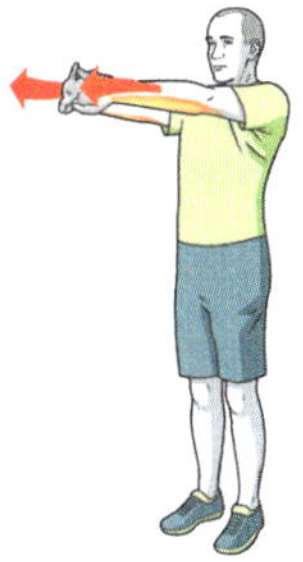

5. **Handbeugerdehnung**
(30 Sekunden) *Seite 62*

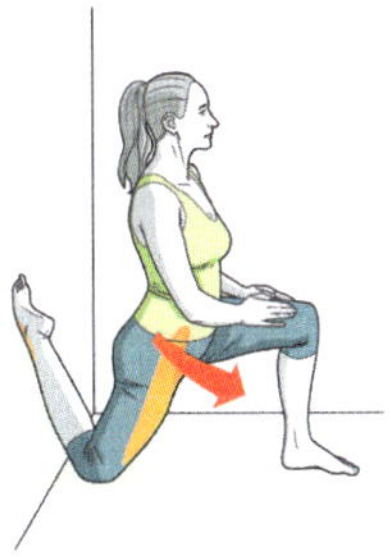

6. **Tiefer Ausfallschritt an der Wand**
(30 Sekunden je Seite) *Seite 110*

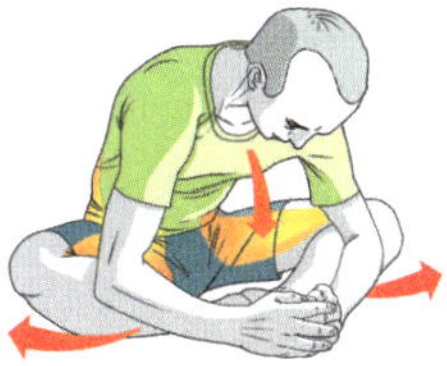

7. **Schmetterling**
(30 Sekunden) *Seite 90*

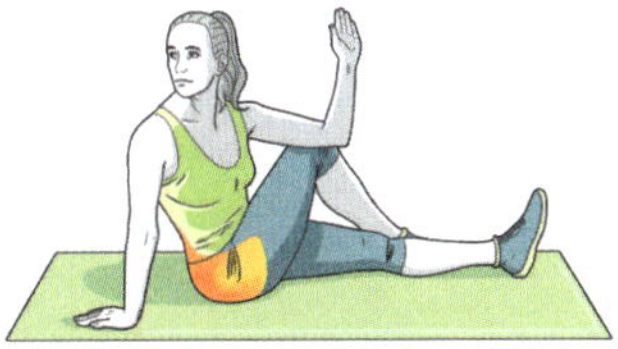

8. **Halber Drehsitz**
(30 Sekunden je Seite) *Seite 88*

Wenn Sie eine Übung wie Halber Drehsitz machen, positionieren Sie sich am besten mit dem gebeugten Bein zum Fernseher. Auf diese Weise wenden Sie sich beim Drehen des Oberkörpers dem Fernseher zu – und verpassen keine Minute Ihrer Lieblingssendung!

Nach einem langen Telefonat

Nachdem Sie eine Weile telefoniert haben, können Sie mit dieser Übungsfolge Hals, Arme, Unterarme und Handgelenke lockern. Diese Muskelgruppen verspannen sich leicht, wenn man das Telefon über einen längeren Zeitraum in derselben Position hält.

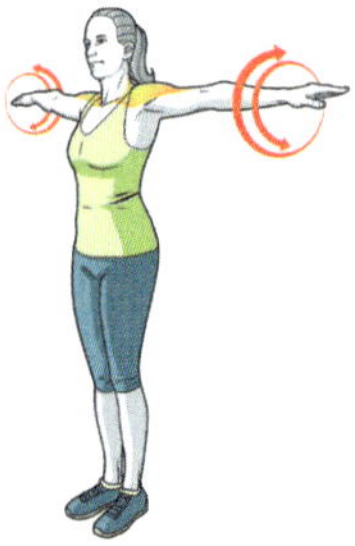

1. Armkreisen (10 Mal je Seite, 5 in jede Rechnung) *Seite 48*

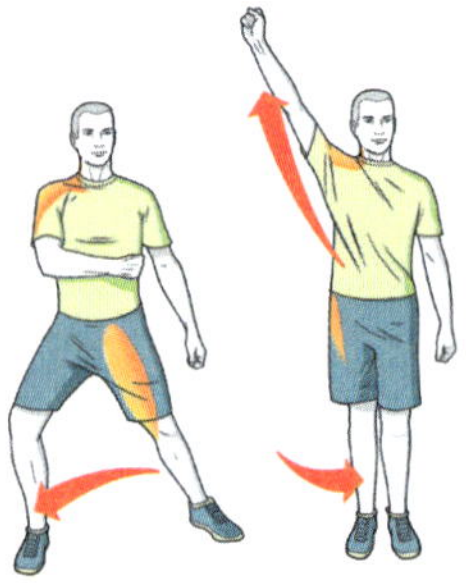

2. Große Diagonale (6 Mal je Seite) *Seite 100*

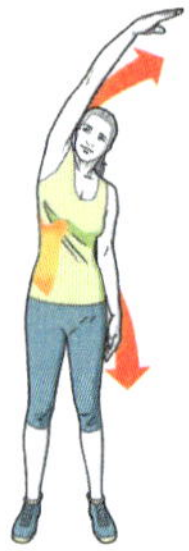

3. Mondsichel im Stand (30 Sekunden je Seite) *Seite 74*

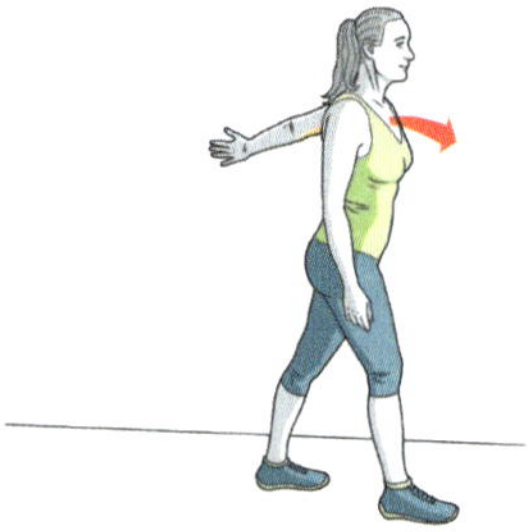

4. Bizepsdehnung (30 Sekunden je Seite) *Seite 56*

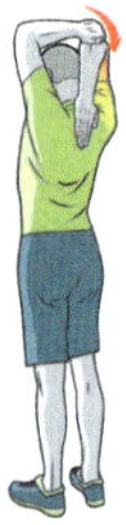

5. Trizepsdehnung über Kopf (30 Sekunden je Seite) *Seite 58*

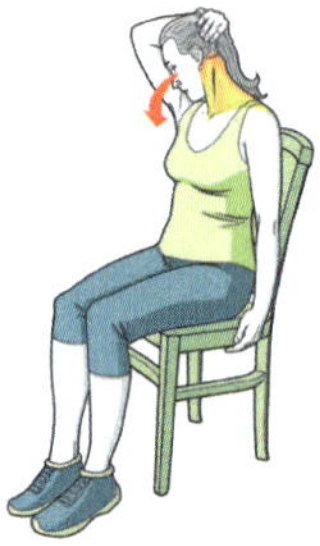

6. Nackendehnung im Sitzen (30 Sekunden je Seite) *Seite 46*

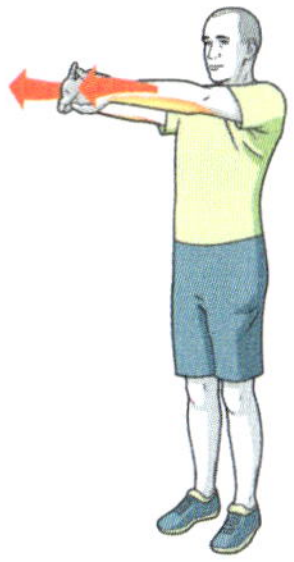

7. Handbeugerdehnung (30 Sekunden) *Seite 62*

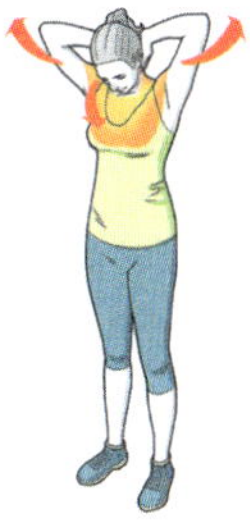

8. Herzöffner (30 Sekunden) *Seite 44*

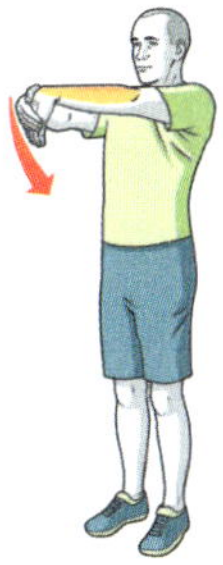

9. Handstreckerdehnung (30 Sekunden je Seite) *Seite 60*

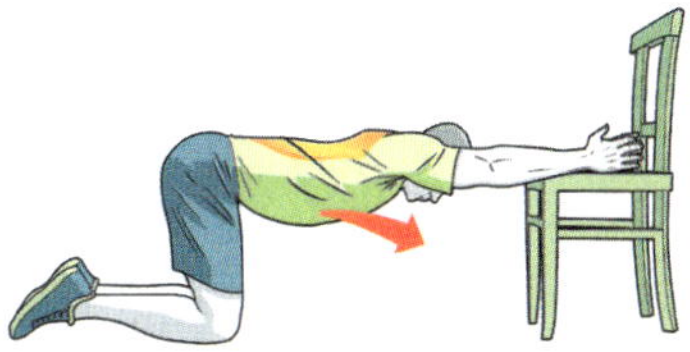

10. Rückendehnung im Knien (30 Sekunden) *Seite 78*

Dauert ein Telefonat an, dann sollten Sie, falls möglich, leise auf und ab gehen, um warm zu werden. Durch die erhöhte Muskeltemperatur werden diese Dehnübungen noch effektiver, sobald Sie den Anruf beendet haben.

Gärtnern

Bevor Sie in der Erde wühlen, sollten Sie Ihren Körper mit dieser Kombination aus dynamischen und statischen Dehnübungen vorbereiten. Sie wirken vor allem auf Rücken und Hüften ein und verringern die Verspanntheit und Steifheit, die möglicherweise nach dem Jäten und Pflanzen spürbar wird.

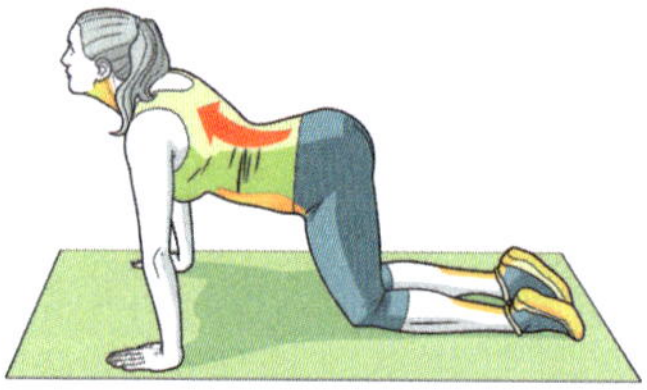

1. Katze-Kuh (8 Mal) *Seite 70*

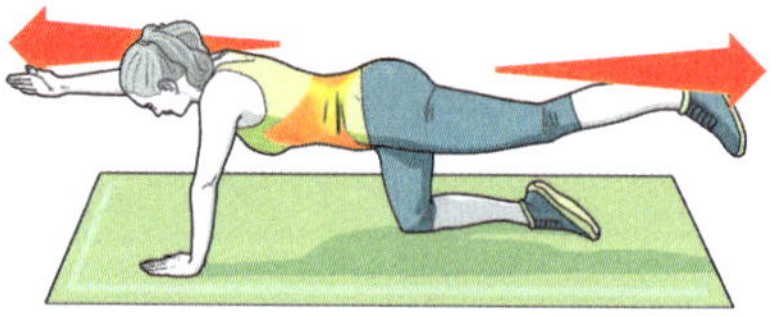

2. Vogel-Hund (6 Mal je Seite) *Seite 82*

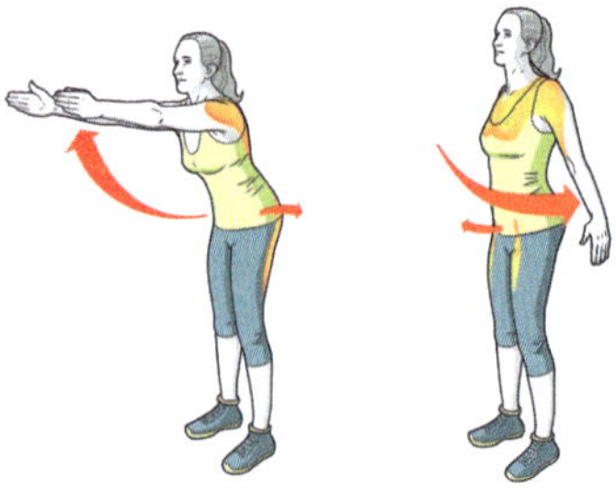

3. Beugen und Strecken (10 Mal) *Seite 50*

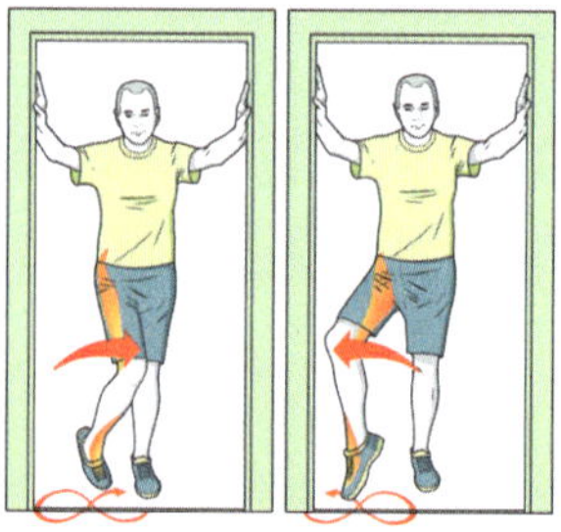

4. Achterkreisel mit Stütze (Figure 8) (8 Mal je Seite) *Seite 98*

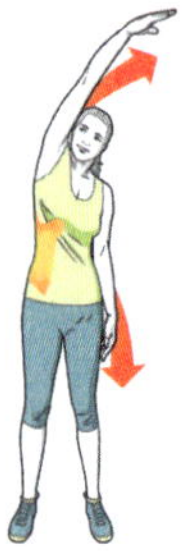

5. Mondsichel im Stand (30 Sekunden je Seite) *Seite 74*

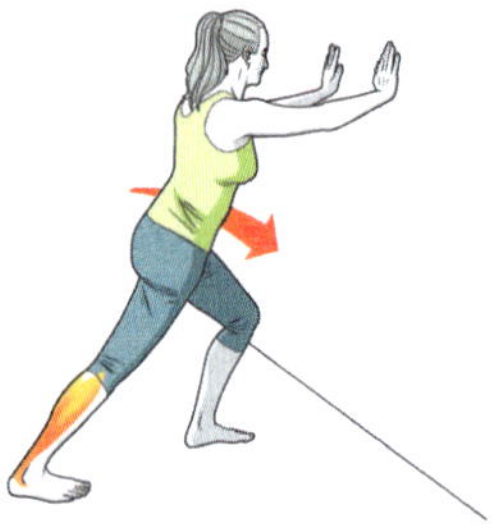

6. Wadendehnung im Stehen (30 Sekunden je Seite) *Seite 116*

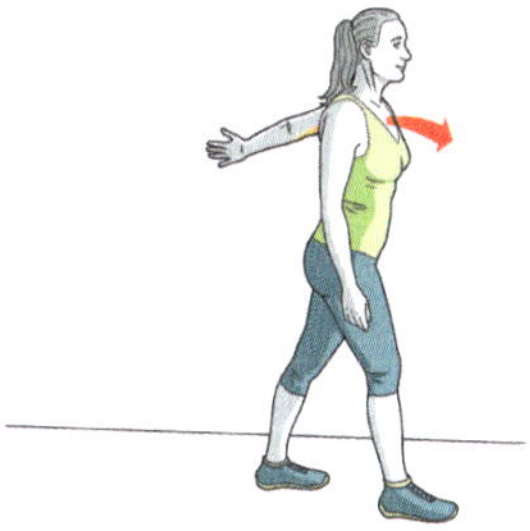

7. Bizepsdehnung (30 Sekunden je Seite) *Seite 56*

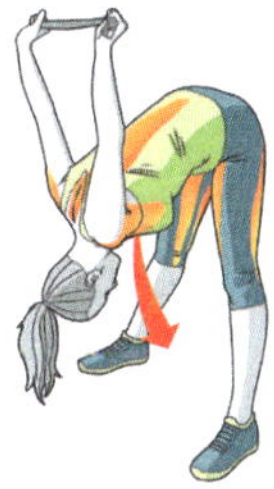

8. Vorbeuge mit Bruststreckung (30 Sekunden) *Seite 108*

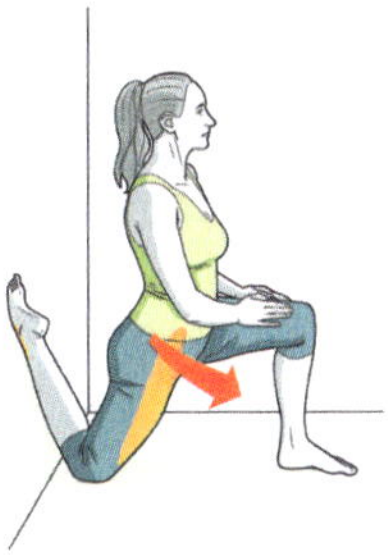

9. Tiefer Ausfallschritt an der Wand (30 Sekunden je Seite) *Seite 110*

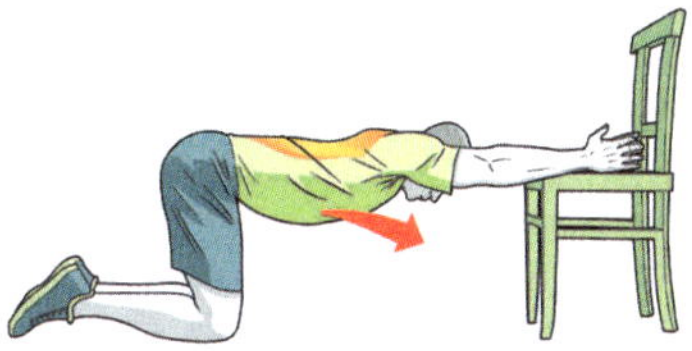

10. Rückendehnung im Knien (30 Sekunden) *Seite 78*

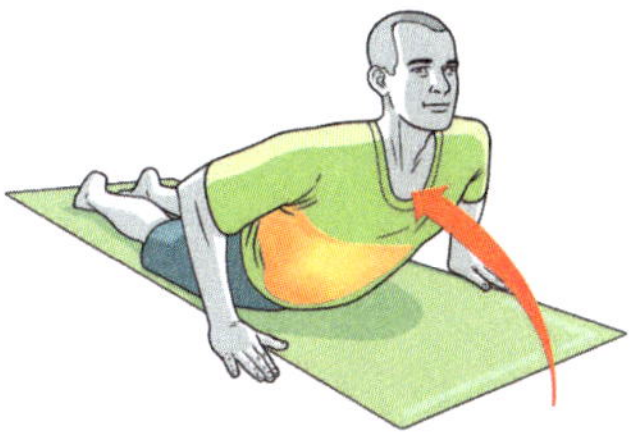

11. Tiefe Kobra (30 Sekunden) *Seite 68*

Stretching hilft, aber achten Sie bei der Gartenarbeit auch auf eine gute Körperhaltung und Körpermechanik. Bücken Sie sich aus der Hüfte heraus (wie Sie es bei Beugen und Strecken üben), dann minimieren Sie Verspannungen und Beschwerden, die beim Gärtnern manchmal auftreten.

Schneeschaufeln

Wenn es an Ihrem Wohnort regelmäßig schneit, können Sie diese Übungsfolge absolvieren, bevor Sie sich ans Freischaufeln der Auffahrt oder des Bürgersteigs machen. So sind Ihre Muskeln auf die Schneelast und die wiederholten Drehbewegungen vorbereitet, die das Schaufeln mit sich bringt. Für einen Teil der Übungsfolge benötigen Sie eine Hartschaumrolle.

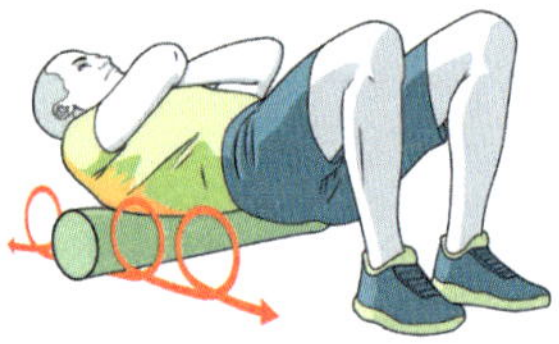

1. Myofascial Release für den Rücken (60 Sekunden) *Seite 66*

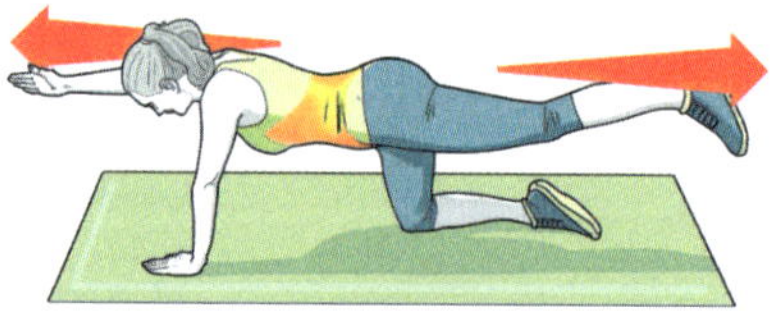

2. Vogel-Hund (6 Mal je Seite) *Seite 82*

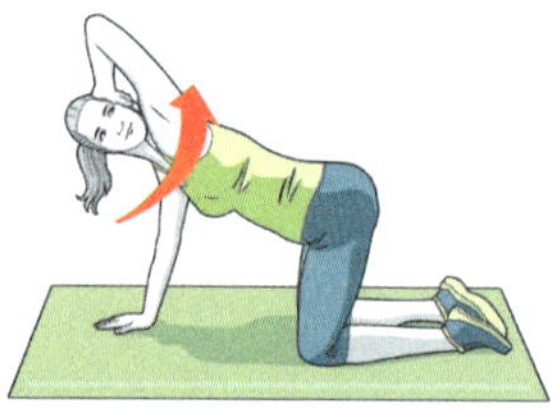

3. Rückendrehung auf allen vieren (6 Mal je Seite) *Seite 84*

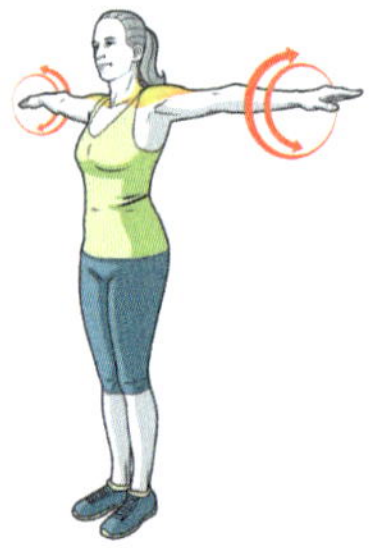

4. Armkreisen (10 Mal je Seite, 5 in jede Richtung) *Seite 48*

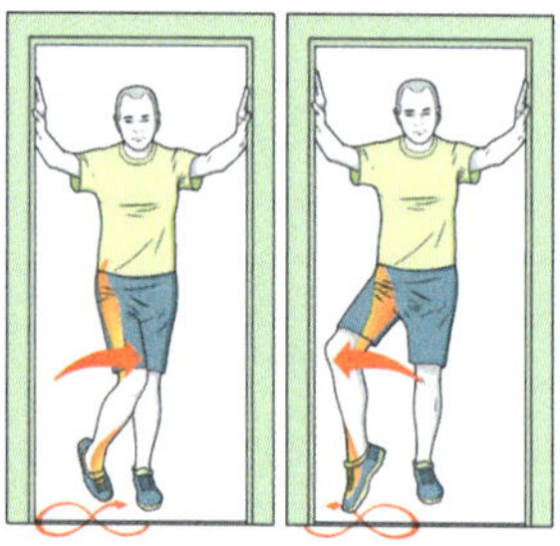

5. Achterkreisel mit Stütze (Figure 8) (8 Mal je Seite) *Seite 98*

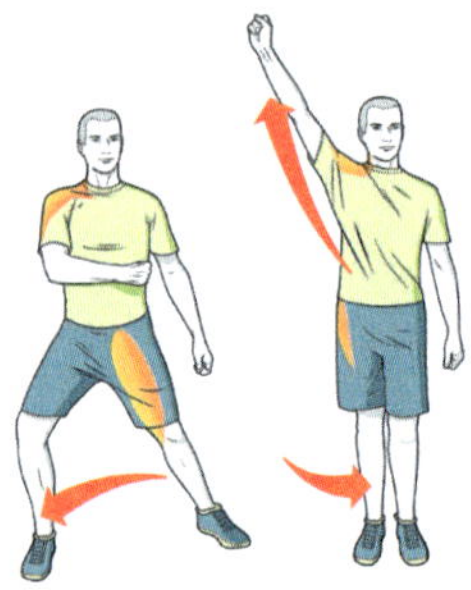

6. Große Diagonale (6 Mal je Seite) *Seite 100*

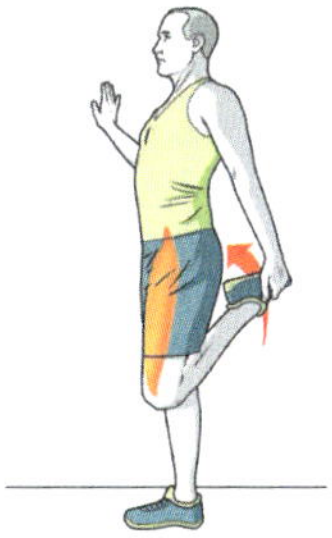

7. Quadrizepsdehnung im Stehen mit Stütze (30 Sekunden je Seite) *Seite 106*

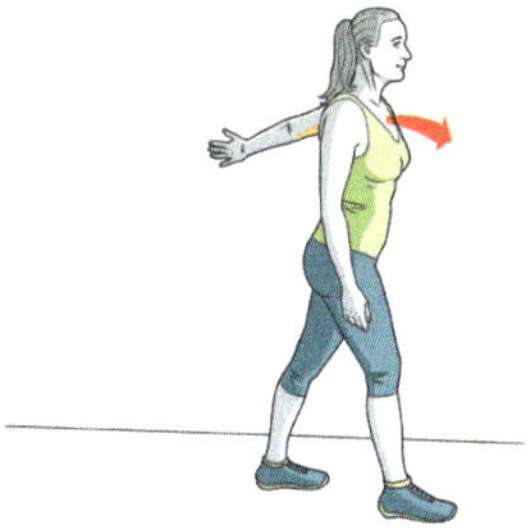

8. Bizepsdehnung (30 Sekunden je Seite) *Seite 56*

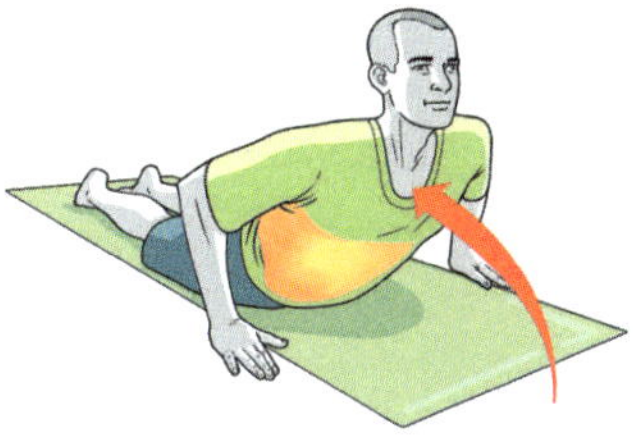

9. Tiefe Kobra (30 Sekunden je Seite) *Seite 68*

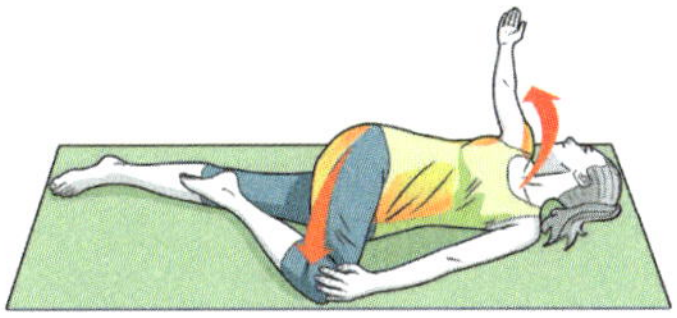

10. Drehung in Rückenlage (30 Sekunden je Seite) *Seite 72*

Zum Schutz vor Kreuzschmerzen ist Myofascial Release für den Rücken ein wichtiger Teil dieser Übungsfolge. Die Selbstmassage erweitert die Beweglichkeit der Brustwirbelsäule, einer wichtigen Kette von Gelenken, mit denen man den Oberkörper verdreht, und Drehung ist eine Grundbewegung beim Schneeschaufeln.

Lasten heben

Egal, ob Sie die Garage aufräumen, umziehen oder bei der Arbeit Kisten schleppen, diese Übungsfolge umfasst dynamische Dehnübungen für die Hüft- und Rückenmuskulatur und beugt Verletzungsgefahren und Bewegungseinschränkungen vor.

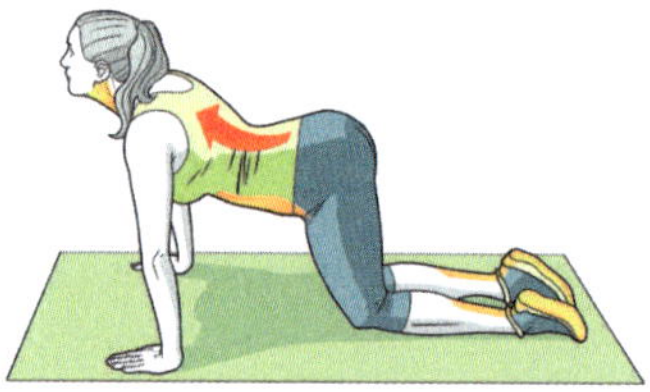

1. Katze-Kuh (8 Mal) *Seite 70*

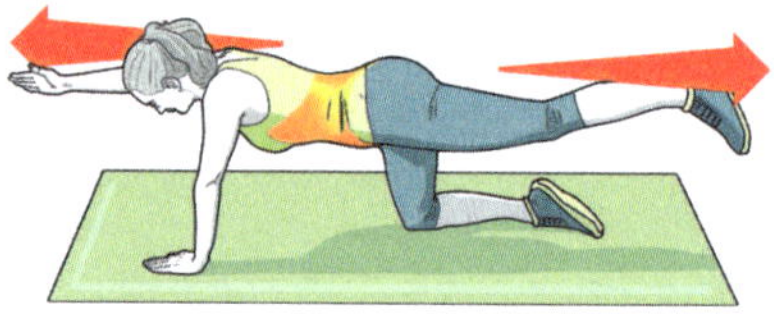

2. Vogel-Hund (6 Mal je Seite) *Seite 82*

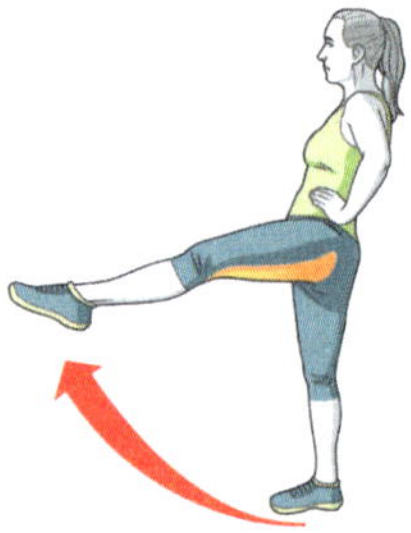

3. Beinschwingen (10 Mal je Seite) *Seite 96*

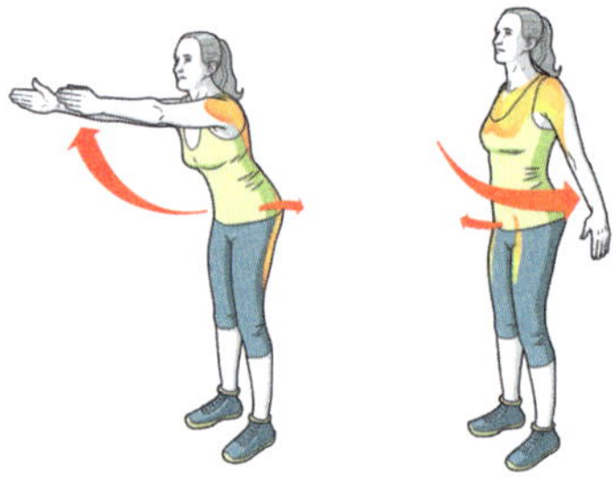

4. Beugen und Strecken (10 Mal) *Seite 50*

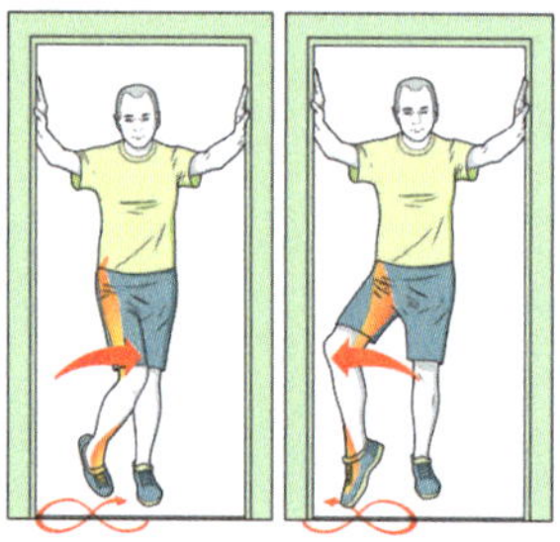

5. Achterkreisel mit Stütze (Figure 8) (8 Mal je Seite) *Seite 98*

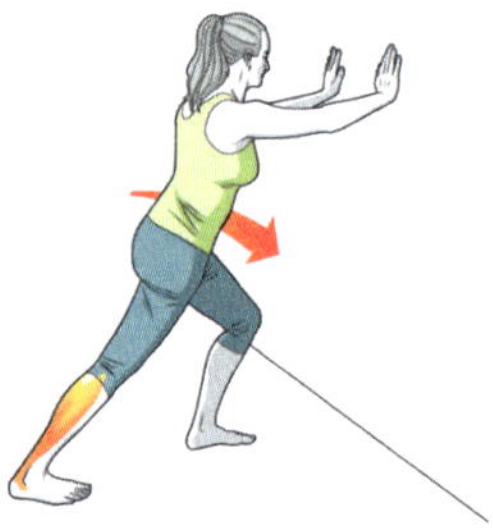

6. Wadendehnung im Stehen (30 Sekunden je Seite) *Seite 116*

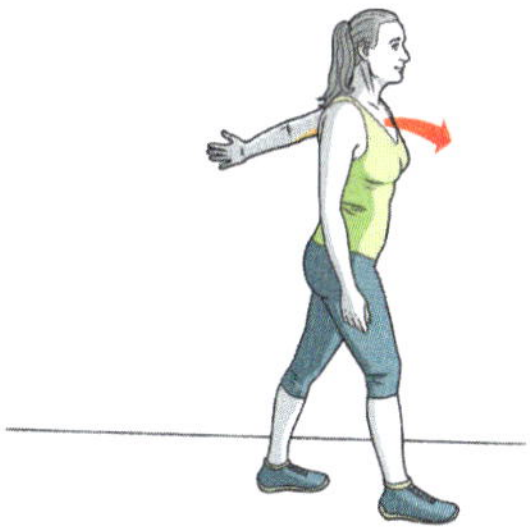

7. Bizepsdehnung
(30 Sekunden je Seite) *Seite 56*

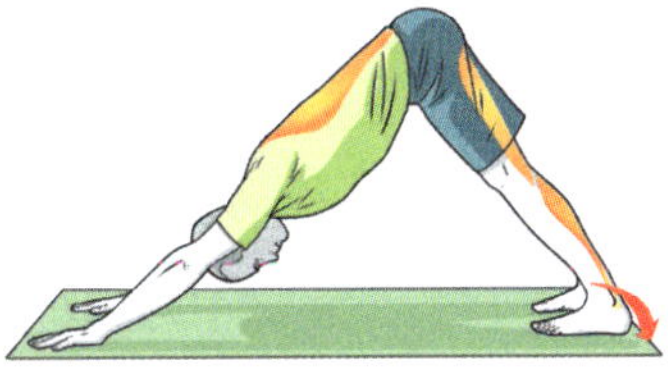

8. Herabschauender Hund
(30 Sekunden) *Seite 122*

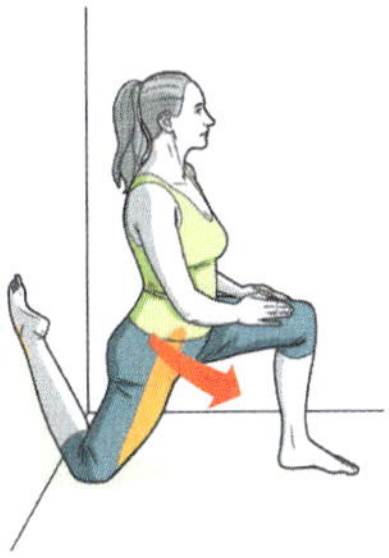

9. Tiefer Ausfallschritt an der Wand
(30 Sekunden je Seite) *Seite 110*

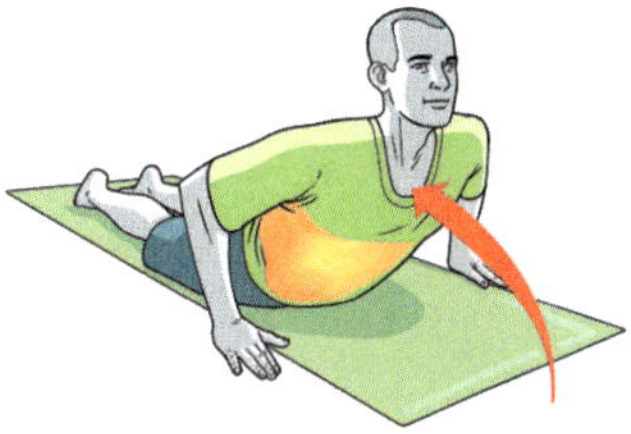

10. Tiefe Kobra (30 Sekunden) *Seite 68*

Ich beziehe auch statische Dehnungen in die Übungsfolge ein, um den Bizeps zu bearbeiten, der nach dem Heben schwerer Lasten in gebeugter Armhaltung verspannt sein kann.

KAPITEL ELF

FREIZEITAKTIVITÄTEN

Gehen und Walking

Da Gehen ein fester Bestandteil unseres täglichen Lebens ist und für viele Menschen auch die wichtigste Form körperlicher Aktivität, habe ich diese Vorher-nachher-Übungsfolge speziell entwickelt, um Ihnen Gehen und sportliches Walking zu erleichtern.

VORHER

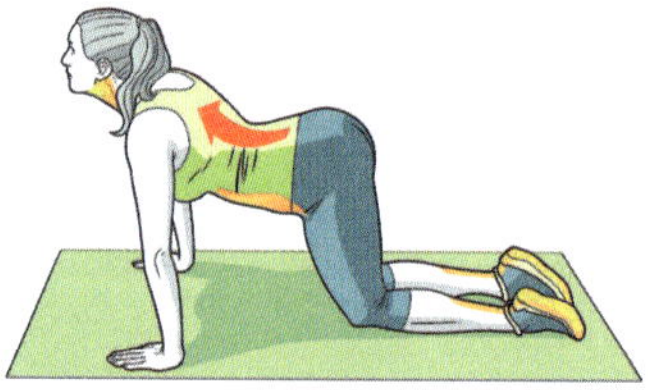

1. Katze-Kuh (8 Mal) *Seite 70*

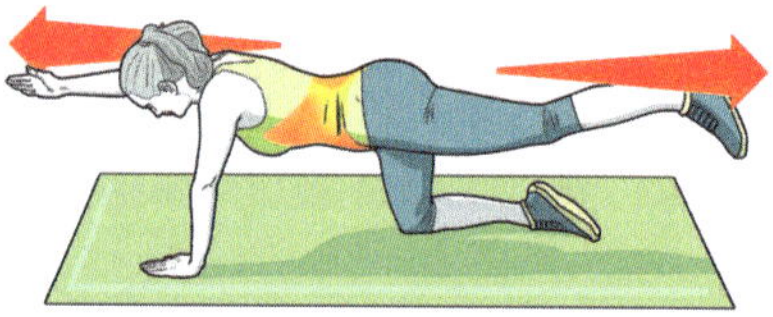

2. Vogel-Hund (6 Mal je Seite) *Seite 82*

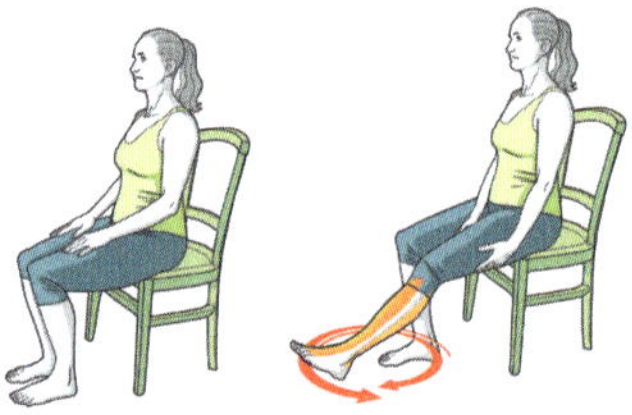

3. Fußkreisen (10 Mal je Seite, 5 in jede Richtung) *Seite 114*

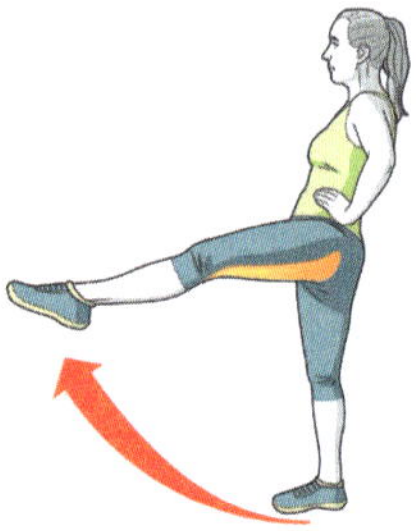

4. Beinschwingen (10 Mal je Seite) *Seite 96*

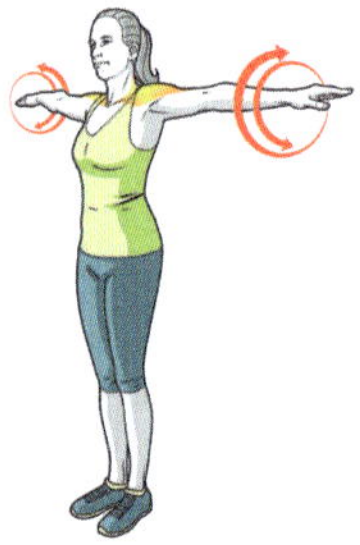

5. Armkreisen (10 Mal je Seite, 5 in jede Richtung) *Seite 48*

NACHHER

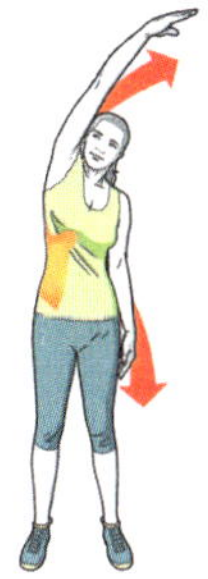

1. Mondsichel im Stand
(30 Sekunden je Seite) *Seite 74*

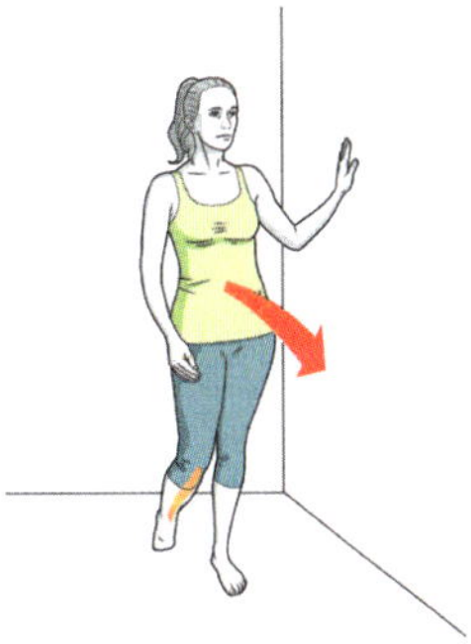

2. Schienbeindehnung
(30 Sekunden je Seite) *Seite 118*

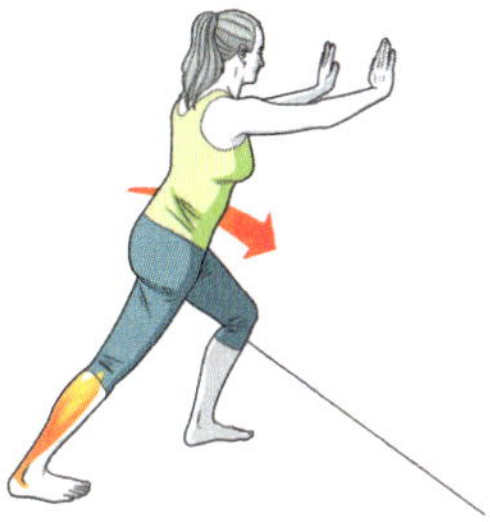

3. Wadendehnung im Stehen
(30 Sekunden je Seite) *Seite 116*

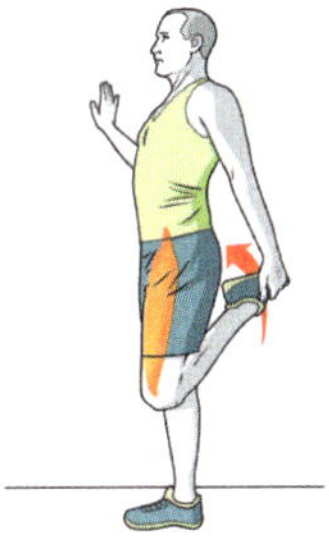

4. Quadrizepsdehnung im Stehen mit Stütze
(30 Sekunden je Seite) *Seite 106*

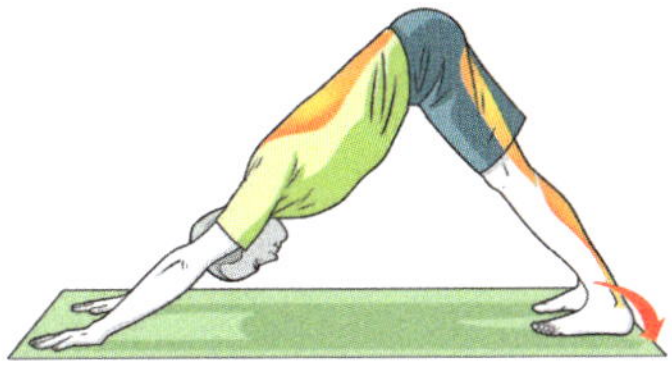

5. Herabschauender Hund
(30 Sekunden) *Seite 122*

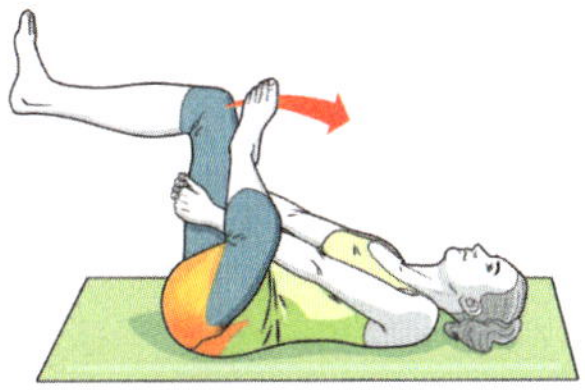

6. Nadelöhr (Figure 4)
(30 Sekunden je Seite) *Seite 92*

Laut American College of Sports Medicine sind statische Dehnübungen am effektivsten, wenn die Muskeln warm sind. Die »Nachher«-Übungen sind daher der perfekte Abschluss eines schönen Spaziergangs.

Laufen

Um Sie am Laufen zu halten, und zwar schmerzfrei, habe ich diese Vorher-nachher-Übungsfolge zusammengestellt. Der Schwerpunkt liegt auf den Muskeln des Unterschenkels, nämlich *Tibialis anterior, Gastrocnemius* und *Soleus*. Mit dieser Übungsfolge senken Sie die Wahrscheinlichkeit, dass Sie am Schienbeinkantensyndrom erkranken oder eine Knöchelverstauchung erleiden. Für einen Teil der Übungsfolge benötigen Sie eine Hartschaumrolle.

VORHER

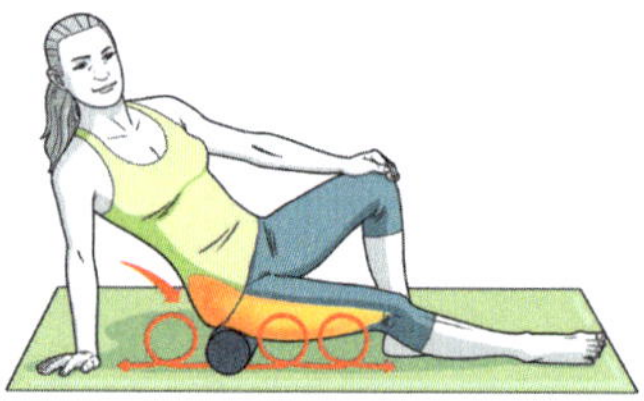

1. Myofascial Release für die Gesäßmuskeln (30 Sekunden je Seite) *Seite 94*

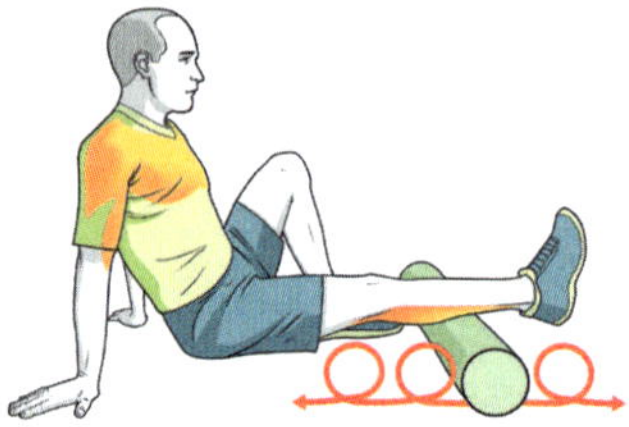

2. Myofascial Release für die Waden (30 Sekunden je Seite) *Seite 120*

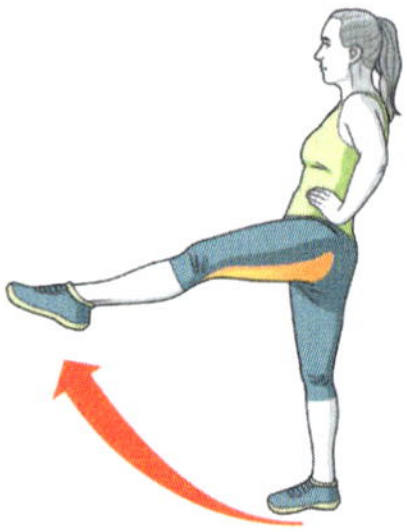

3. Beinschwingen (10 Mal je Seite) *Seite 96*

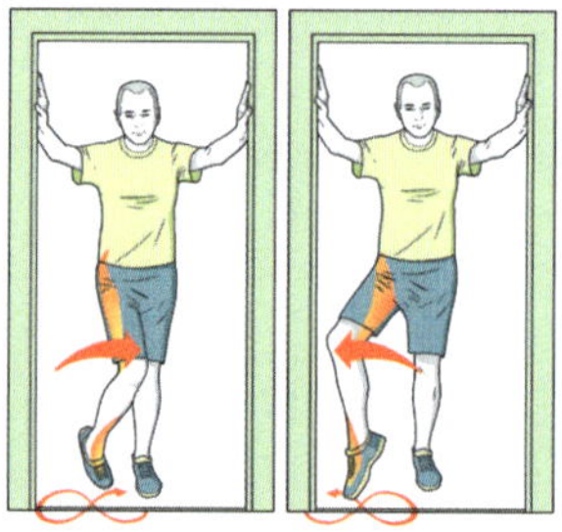

4. Achterkreisel mit Stütze (Figure 8) (8 Mal je Seite) *Seite 98*

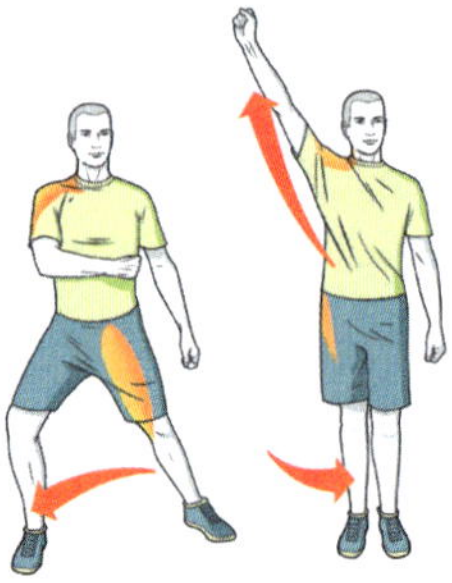

5. Große Diagonale (6 Mal je Seite) *Seite 100*

NACHHER

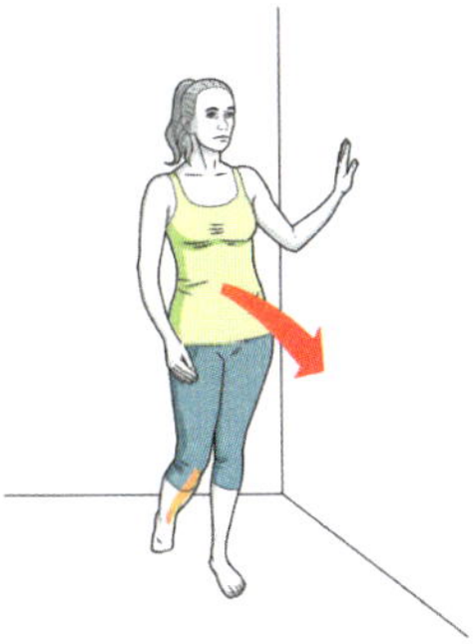

1. Schienbeindehnung (30 Sekunden je Seite) *Seite 118*

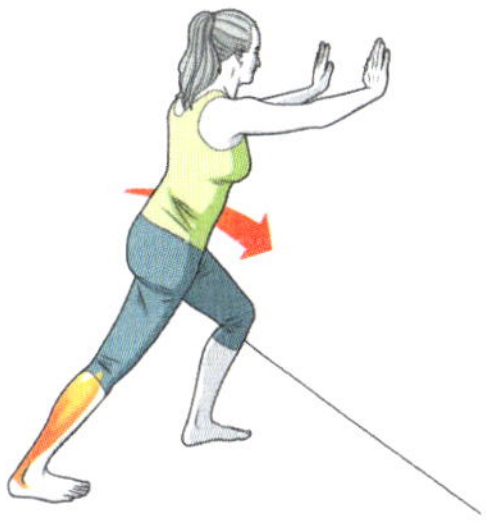

2. Wadendehnung im Stehen (30 Sekunden je Seite) *Seite 116*

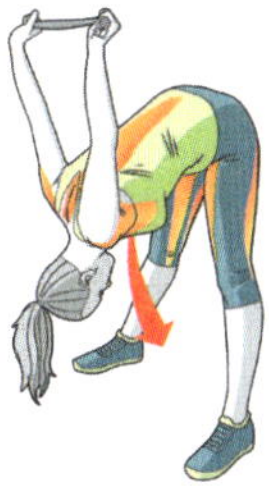

3. Vorbeuge mit Bruststreckung (30 Sekunden) *Seite 108*

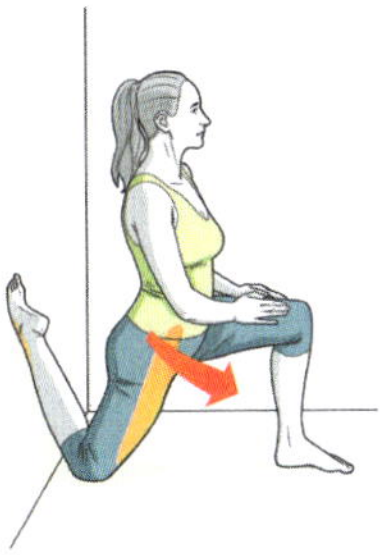

4. Tiefer Ausfallschritt an der Wand (30 Sekunden je Seite) *Seite 110*

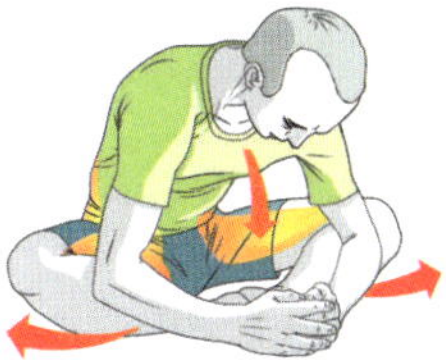

5. Schmetterling (30 Sekunden) *Seite 90*

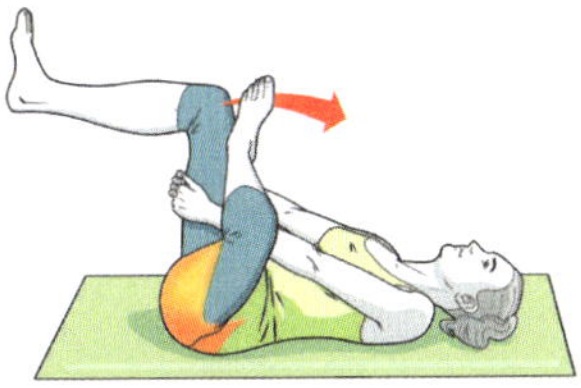

6. Nadelöhr (Figure 4) (30 Sekunden je Seite) *Seite 92*

Da die Wadenmuskeln an der Achillessehne befestigt sind, hilft das regelmäßige Dehnen dieser Muskeln, eine Entzündung der Achillessehne zu verhindern. Eine solche chronische Entzündung verursacht Schmerzen beim Gehen und Laufen.

Schwimmen

Schwimmen ist ein Ganzkörpertraining mit geringer Knochen- und Gelenkbelastung. Diese Vorher-nachher-Übungsfolge dehnt den Körper von Kopf bis Fuß, wobei der Schwerpunkt auf Rücken und Schultern liegt, damit Sie Ihre Armtechnik verbessern können und gleichzeitig Schulterbeschwerden verhindern. Für einen Teil der Übungsfolge benötigen Sie eine Hartschaumrolle.

VORHER

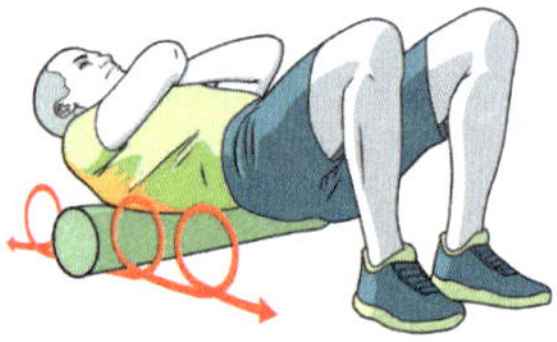

1. Myofascial Release für den Rücken (60 Sekunden) *Seite 66*

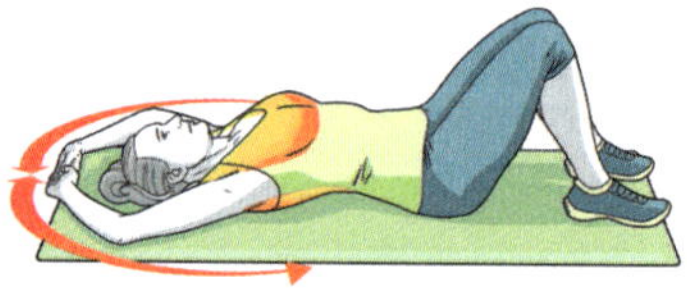

2. Liegender Engel (Floor Angels) (8 Mal) *Seite 42*

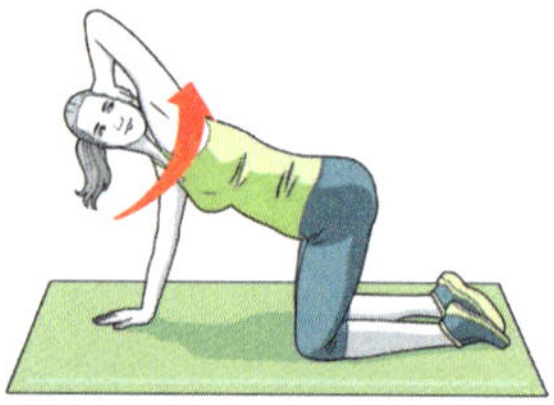

3. Rückendrehung auf allen vieren (6 Mal je Seite) *Seite 84*

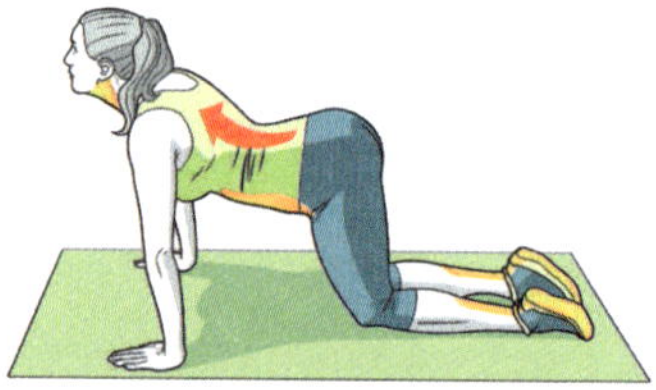

4. Katze-Kuh (8 Mal) *Seite 70*

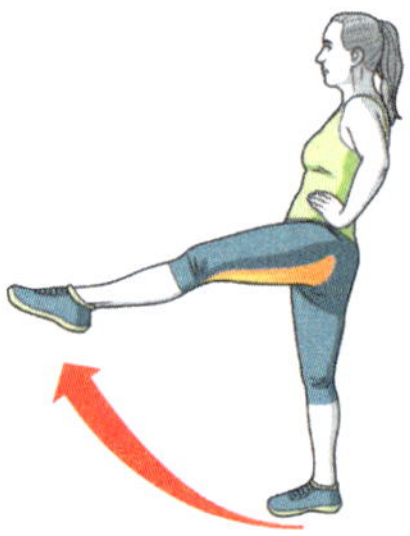

5. Beinschwingen (10 Mal je Seite) *Seite 96*

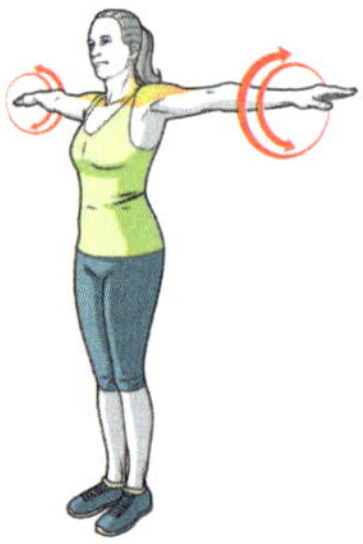

6. Armkreisen (10 Mal je Seite, 5 in jede Richtung) *Seite 48*

NACHHER

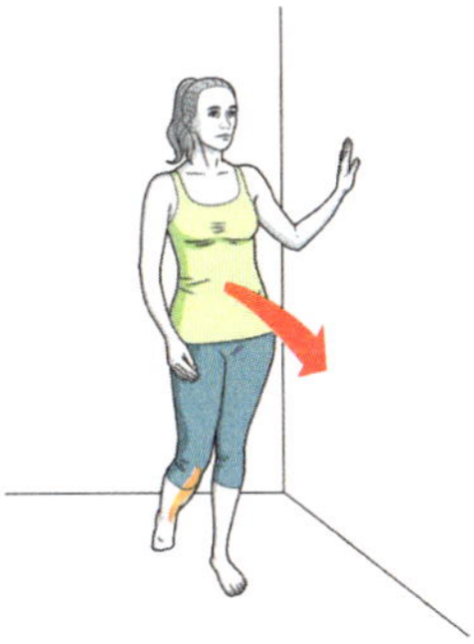

1. Schienbeindehnung
(30 Sekunden je Seite) *Seite 118*

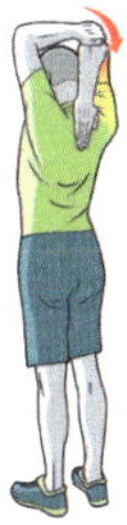

2. Trizepsdehnung über Kopf
(30 Sekunden je Seite) *Seite 58*

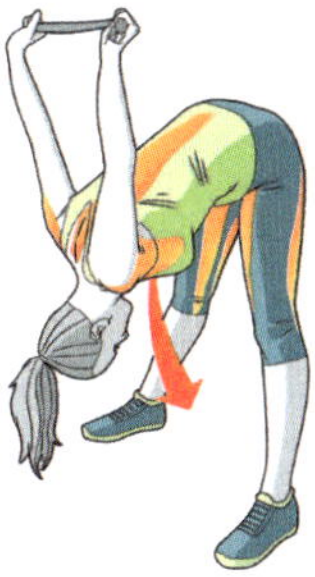

3. Vorbeuge mit Bruststreckung
(30 Sekunden) *Seite 108*

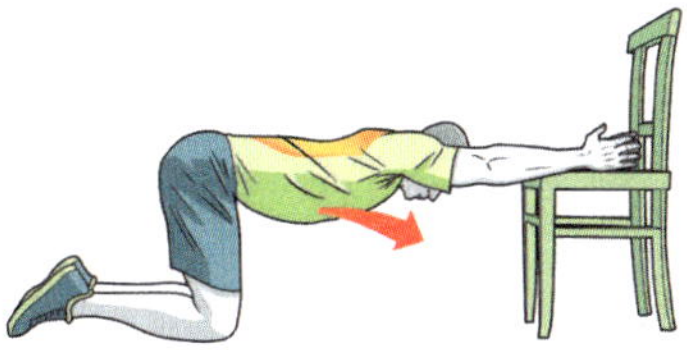

4. Rückendehnung im Knien
(30 Sekunden) *Seite 78*

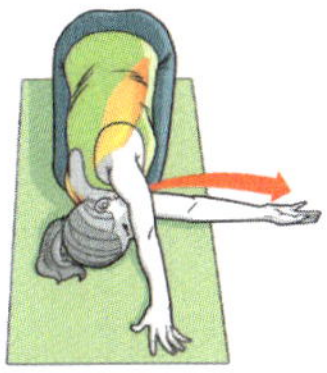

5. Nadel und Faden
(30 Sekunden je Seite) *Seite 40*

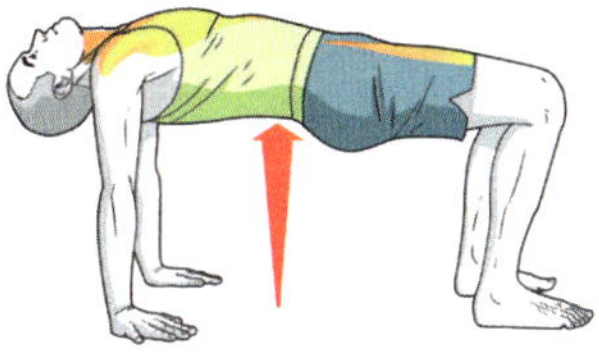

6. Tisch (Reverse Tabletop)
(30 Sekunden) *Seite 52*

Indem Sie den breiten Rückenmuskel, den *Latissimus*, dehnen, verringern Sie das Risiko einer Verletzung der Rotatorenmanschette.

Radfahren

Oft sind Hüften, Brust, Schultern und Bauchmuskeln nach langen Überlandfahrten mit dem Fahrrad aufgrund der gebeugten Haltung angespannt und steif. Um diese Muskelgruppen zu erwärmen und zu lockern, habe ich diese Vorher-nachher-Übungsfolge erstellt. Für einen Teil der Übungsfolge benötigen Sie eine Hartschaumrolle.

VORHER

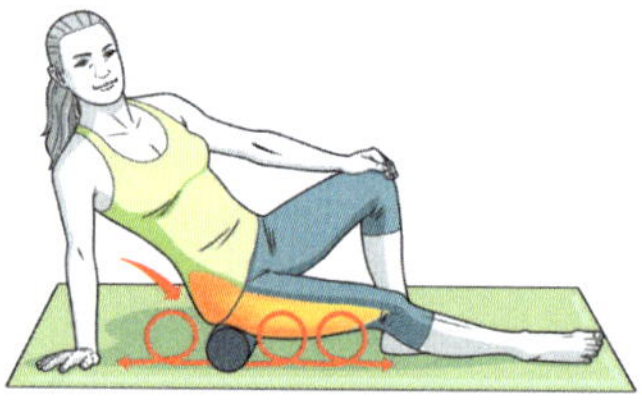

1. Myofascial Release für die Gesäßmuskeln (30 Sekunden je Seite) *Seite 94*

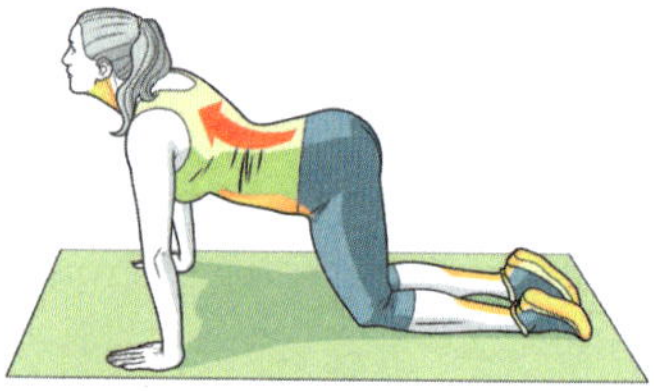

2. Katze-Kuh (8 Mal) *Seite 70*

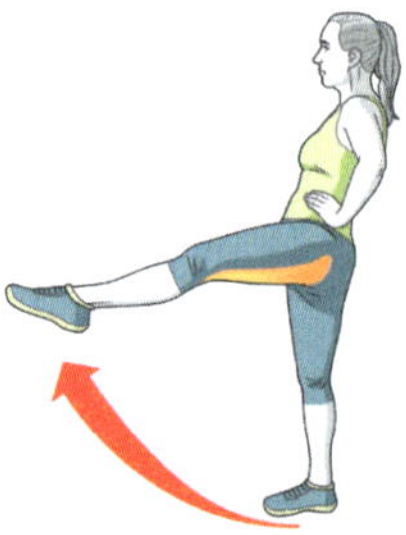

3. Beinschwingen (10 Mal je Seite) *Seite 96*

NACHHER

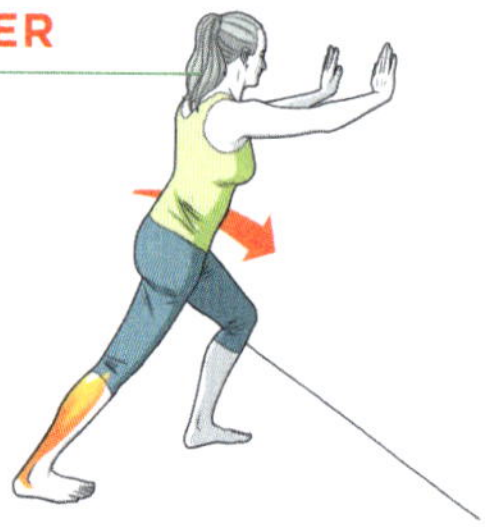

1. Wadendehnung im Stehen (30 Sekunden je Seite) *Seite 116*

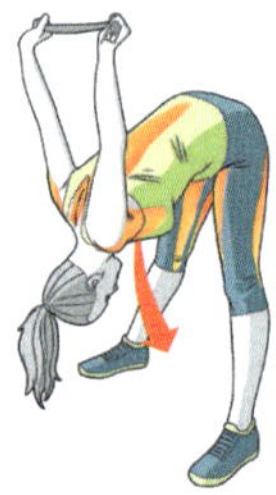

2. Vorbeuge mit Bruststreckung (30 Sekunden) *Seite 108*

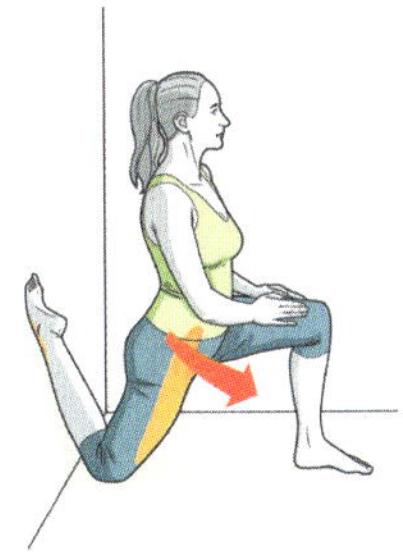

3. Tiefer Ausfallschritt an der Wand (30 Sekunden je Seite) *Seite 110*

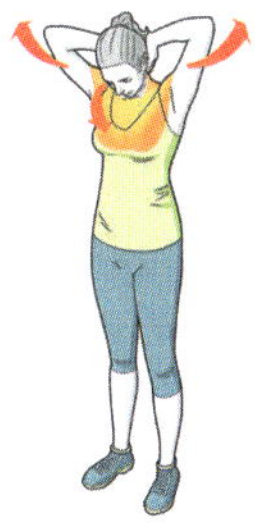

4. Herzöffner (30 Sekunden) *Seite 44*

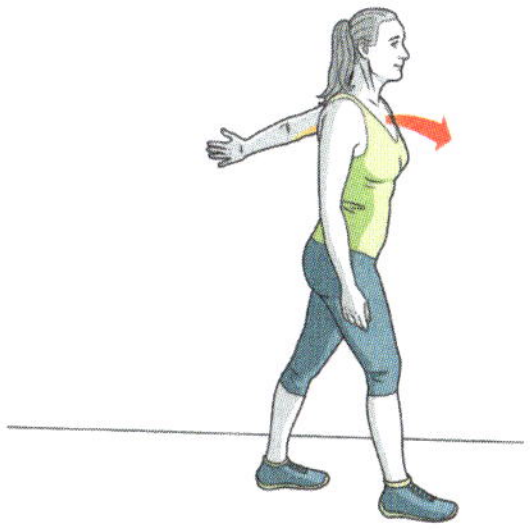

5. Bizepsdehnung (30 Sekunden je Seite) *Seite 56*

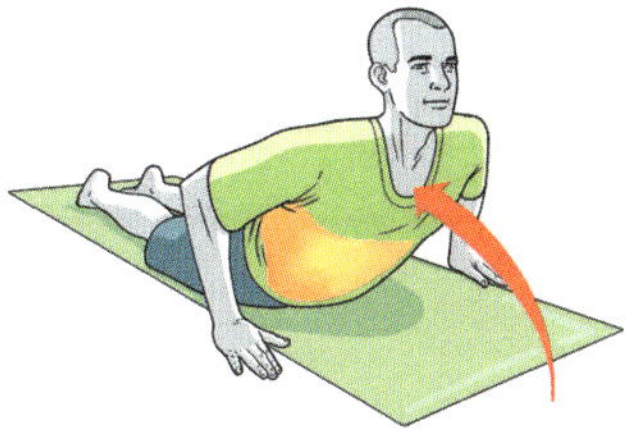

6. Tiefe Kobra (30 Sekunden) *Seite 68*

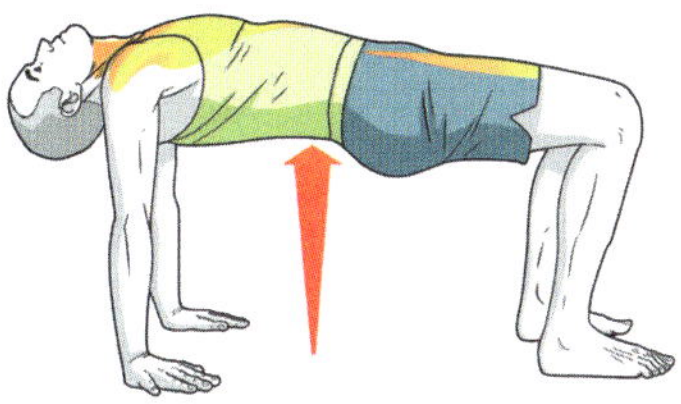

7. Tisch (Reverse Tabletop) (30 Sekunden) *Seite 52*

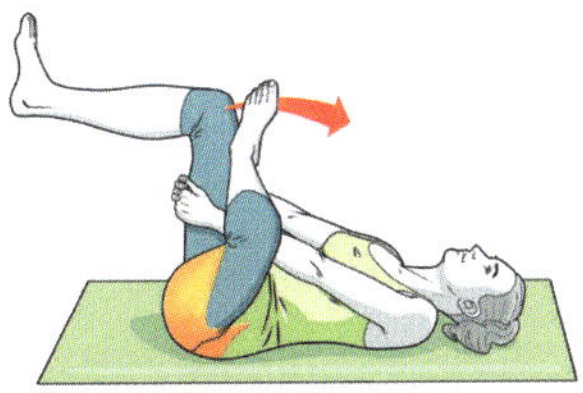

8. Nadelöhr (Figure 4) (30 Sekunden je Seite) *Seite 92*

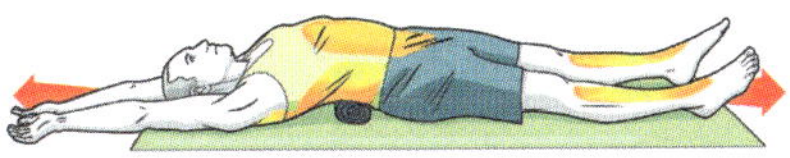

9. Kopf-bis-Fuß-Dehnung (30 Sekunden) *Seite 80*

Da die Ellbogen beim Radfahren wie viele andere Gelenke im Körper eine gebeugte Stellung einnehmen, soll die Bizepsdehnung in dieser Übungsfolge Ellbogenschmerzen vermeiden helfen.

Golf

Diese Übungsfolge beginnt mit dynamischem Stretching zum Warmwerden vor der Golfrunde. Außerdem soll die Beweglichkeit im oberen Rückenbereich erhöht werden. Nur wenn diese Körperregion gelockert ist, werden die Drehbewegungen möglich, die man für den perfekten Golfschwung – und zum erfolgreichen Einlochen – braucht. Für einen Teil der Übungsfolge benötigen Sie eine Hartschaumrolle.

VORHER

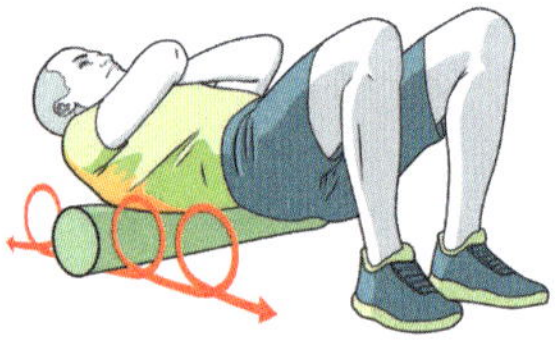

1. Myofascial Release für den Rücken (30 Sekunden je Seite) *Seite 66*

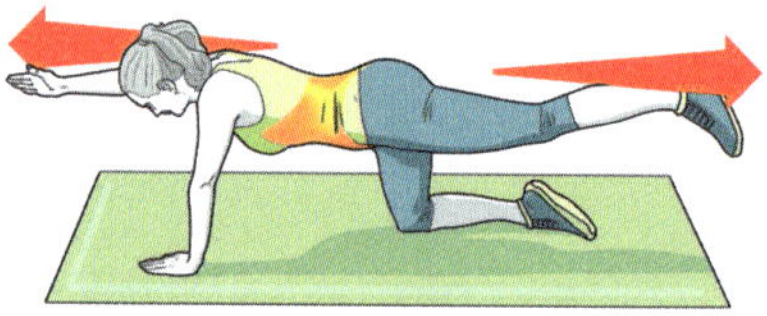

2. Vogel-Hund (6 Mal je Seite) *Seite 82*

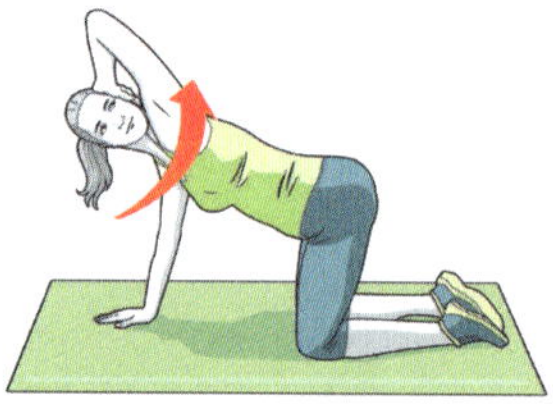

3. Rückendrehung auf allen vieren (6 Mal je Seite) *Seite 84*

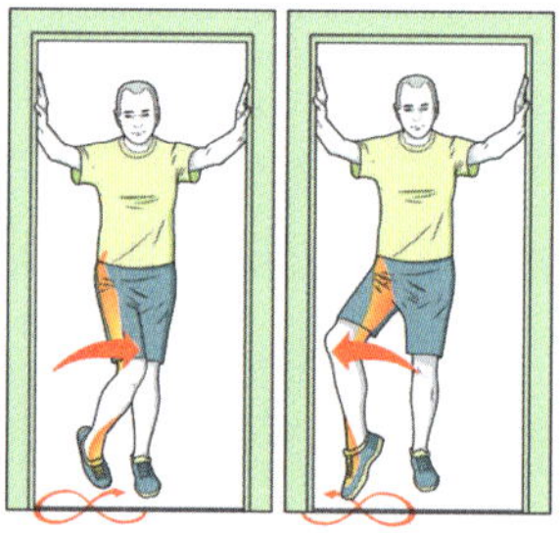

4. Achterkreisel mit Stütze) (Figure 8) (8 Mal je Seite) *Seite 98*

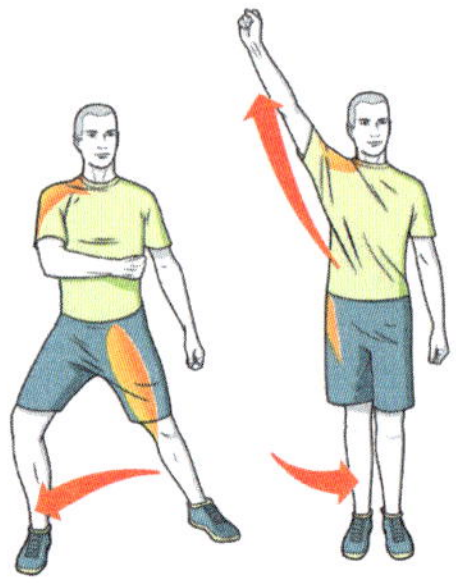

5. Große Diagonale (6 Mal je Seite) *Seite 100*

NACHHER

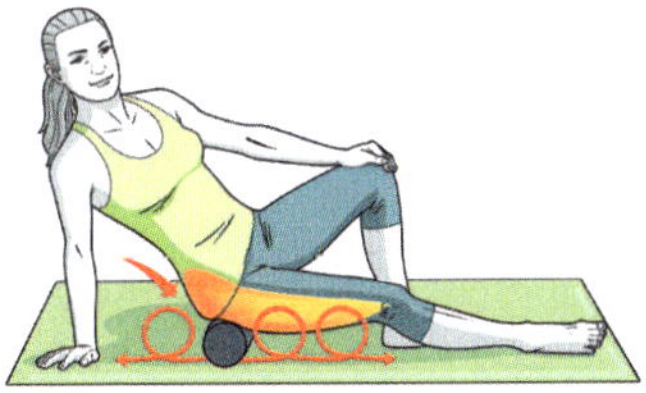

1. Myofascial Release für die Gesäßmuskeln (30 Sekunden je Seite) *Seite 94*

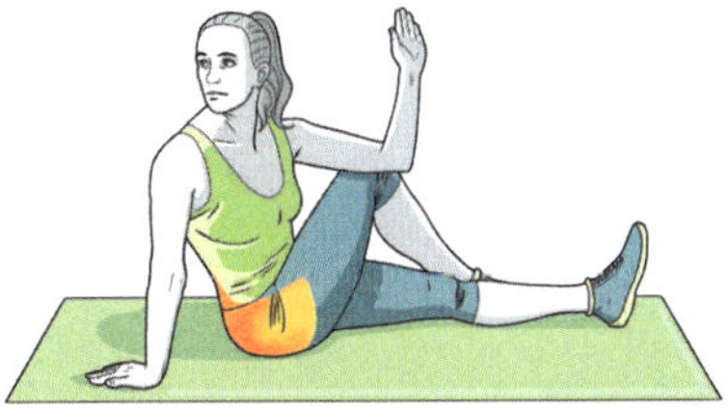

2. Halber Drehsitz (30 Sekunden je Seite) *Seite 88*

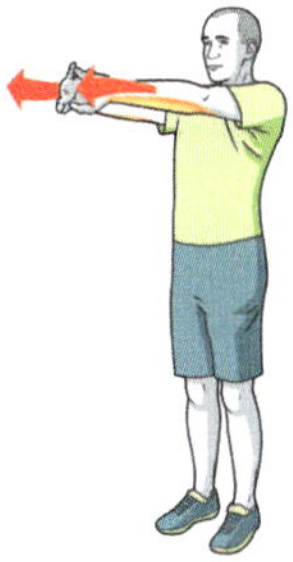

3. Handbeugerdehnung (30 Sekunden) *Seite 62*

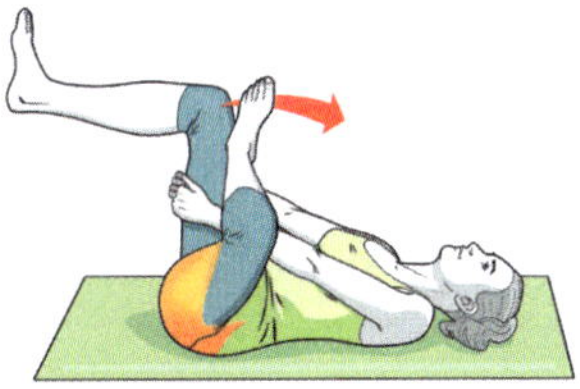

4. Nadelöhr (Figure 4) (30 Sekunden je Seite) *Seite 92*

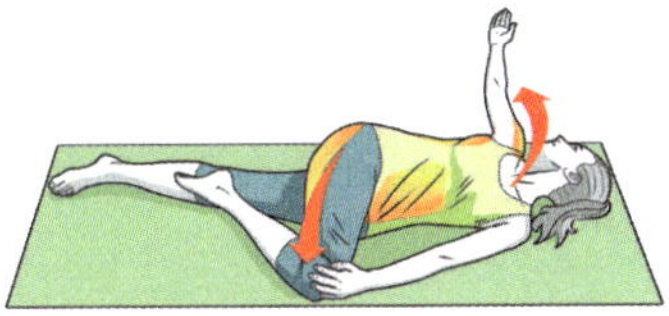

5. Drehung in Rückenlage (30 Sekunden je Seite) *Seite 72*

Den Halben Drehsitz habe ich in diese Übungsfolge aufgenommen, um eventuelle muskuläre Dysbalancen auszugleichen, die durch wiederholte Bewegungen in dieselbe Richtung entstehen können, beispielsweise durch den Golfschwung.

Tanzen

Tanzen ist eine Betätigung mit Spaß und Dynamik, die ein breites Spektrum an Bewegungen abdeckt. Dementsprechend bereitet dieses Vorher-nachher-Dehnprogramm den Körper darauf vor, sich schwerelos und sicher (und anmutig) in jede Richtung zu bewegen.

VORHER

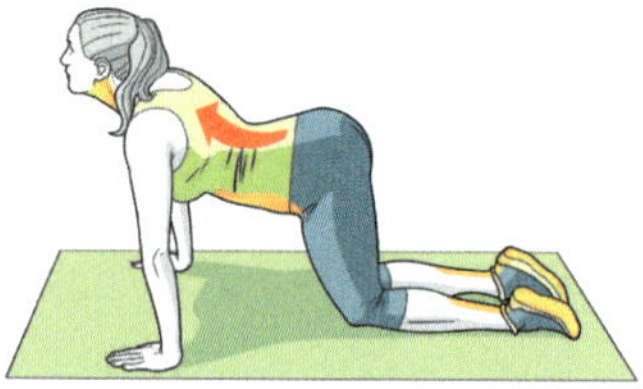

1. Katze-Kuh (8 Mal) *Seite 70*

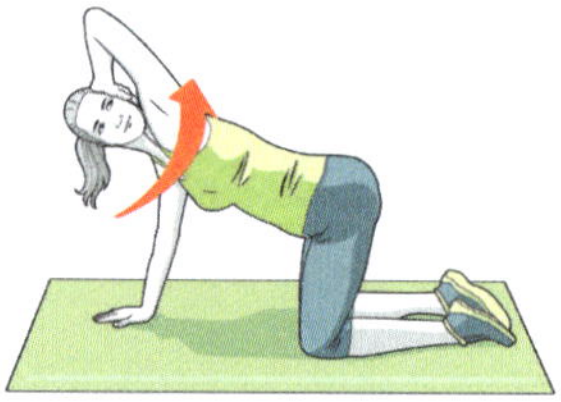

2. Rückendrehung auf allen vieren (6 Mal je Seite) *Seite 84*

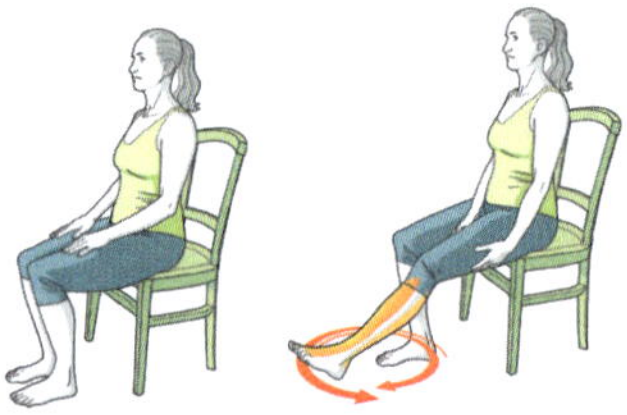

3. Fußkreisen (10 Mal je Seite, 5 in jede Richtung) *Seite 114*

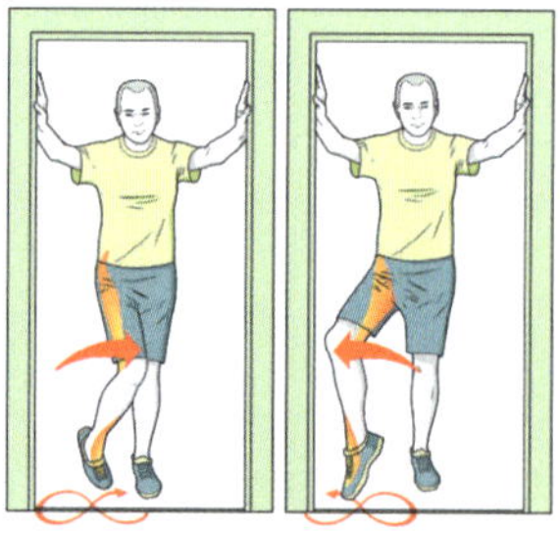

4. Achterkreisel mit Stütze (Figure 8) (6 Mal je Seite) *Seite 98*

NACHHER

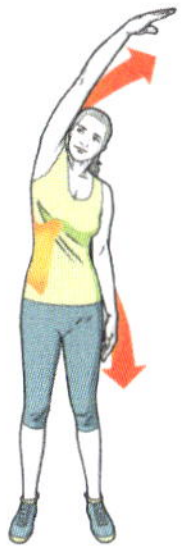

1. Mondsichel im Stand
(30 Sekunden je Seite) *Seite 74*

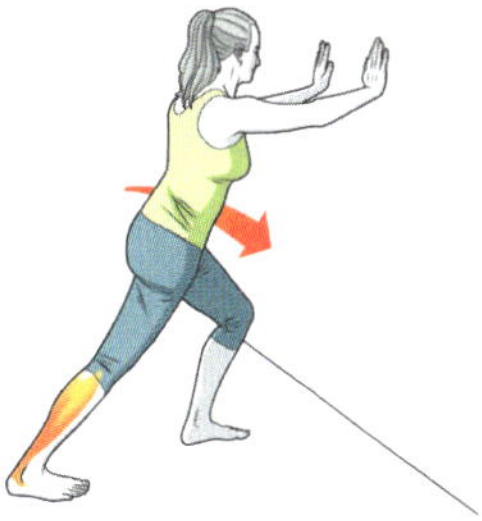

2. Wadendehnung im Stehen
(30 Sekunden je Seite) *Seite 116*

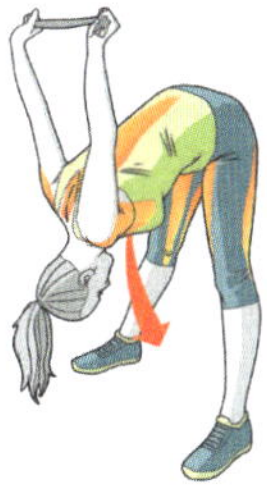

3. Vorbeuge mit Bruststreckung
(30 Sekunden) *Seite 108*

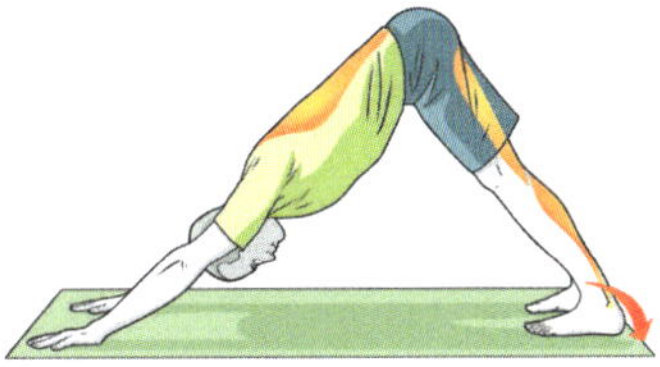

4. Herabschauender Hund
(30 Sekunden) *Seite 122*

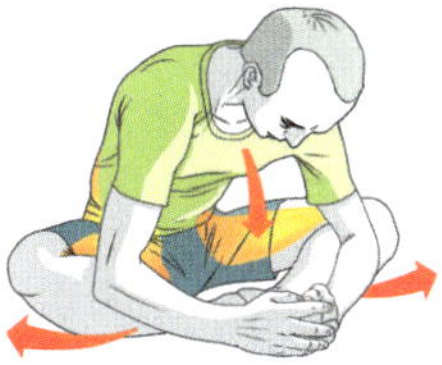

5. Schmetterling (30 Sekunden) *Seite 90*

Dehnübungen wie Fußkreisen, Wadendehnung im Stehen und Herabschauender Hund verbessern die Beweglichkeit des Fußgelenks und senken das Risiko von Knöchelverstauchungen.

Tennis

Tennis kann eine rasante Sportart sein, egal, ob man es hobbymäßig oder wettkampforientiert betreibt. Um Sie auf die schnellen Tempo- und Richtungswechsel vorzubereiten, habe ich Ihnen sowohl dynamische als auch statische Dehnübungen für die Hüftgelenke zusammengestellt. Für einen Teil der Übungsfolge benötigen Sie eine Hartschaumrolle.

VORHER

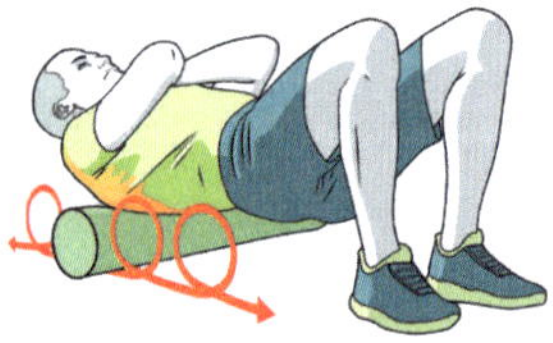

1. Myofascial Release für den Rücken (60 Sekunden) *Seite 66*

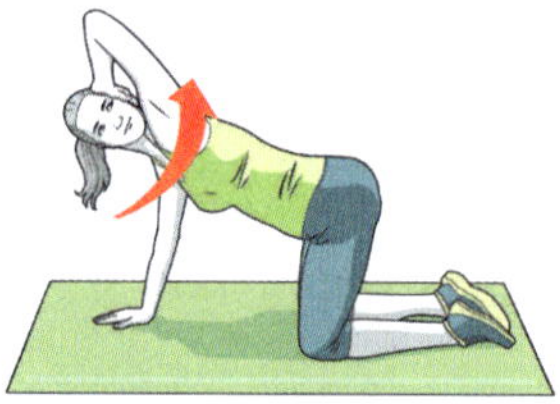

2. Rückendrehung auf allen vieren (6 Mal je Seite) *Seite 84*

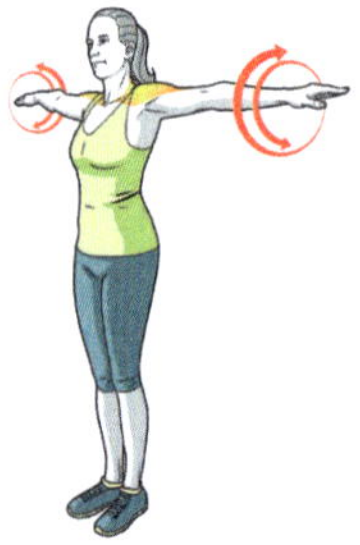

3. Armkreisen (10 Mal je Seite, 5 in jede Richtung) *Seite 48*

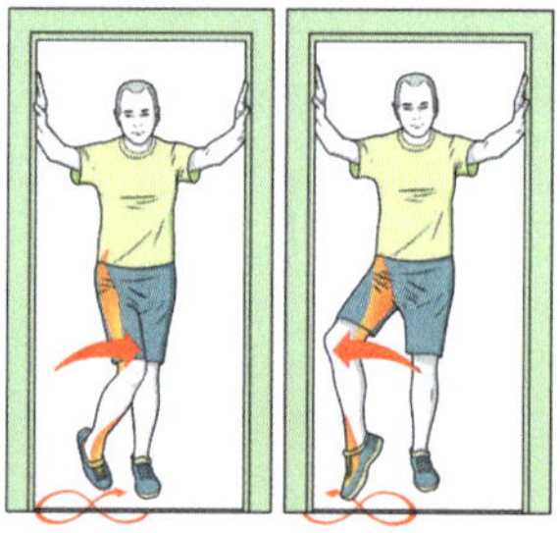

4. Achterkreisel mit Stütze (Figure 8) (6 Mal je Seite) *Seite 98*

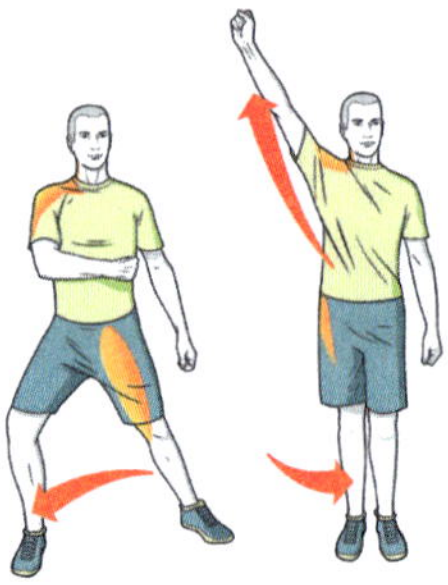

5. Große Diagonale (8 Mal je Seite) *Seite 100*

NACHHER

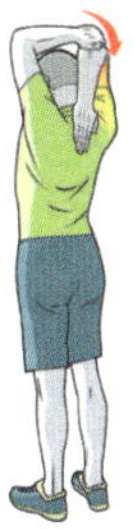

1. Trizepsdehnung über Kopf
(30 Sekunden je Seite) *Seite 58*

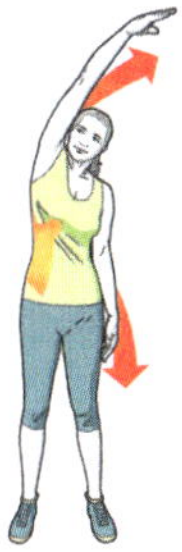

2. Mondsichel im Stand
(30 Sekunden je Seite) *Seite 74*

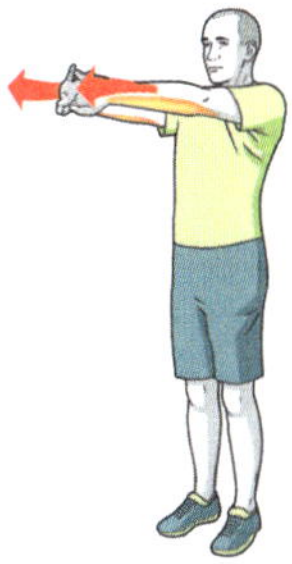

3. Handbeugerdehnung
(30 Sekunden je Seite) *Seite 62*

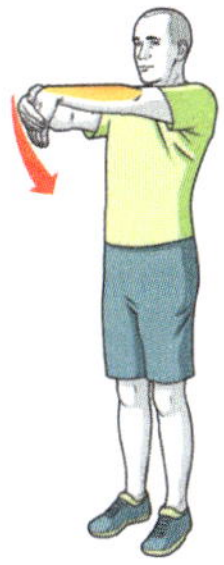

4. Handstreckerdehnung
(30 Sekunden je Seite) *Seite 60*

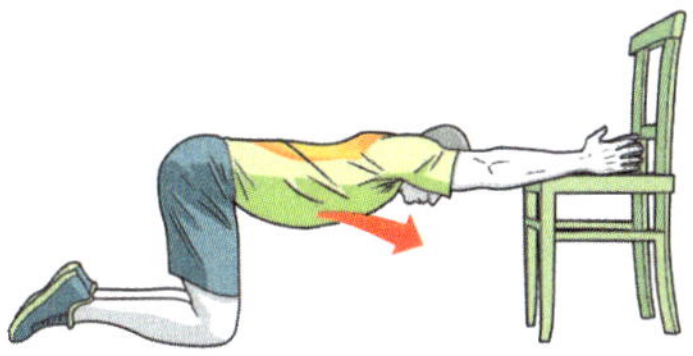

5. Rückendehnung im Knien
(30 Sekunden) *Seite 78*

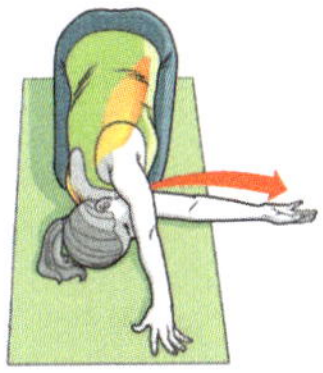

6. Nadel und Faden
(30 Sekunden je Seite) *Seite 40*

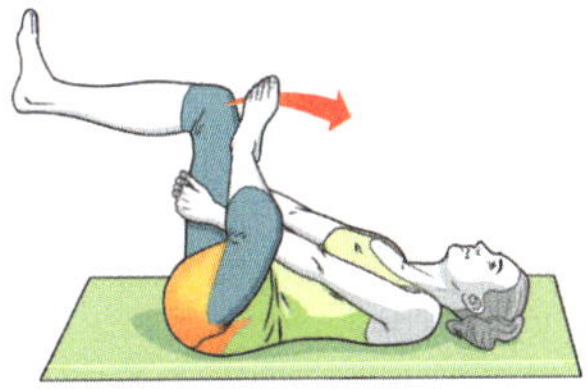

7. Nadelöhr (Figure 4)
(30 Sekunden je Seite) *Seite 92*

Bei einem Schlägersport wie dem Tennis ist es wichtig, die Unterarmmuskeln zu dehnen, weil sie die Handgelenke beugen und strecken.

Wandern

Da das Bergauf und Bergab einer Wanderung unsere Beine stark anstrengen kann, habe ich eine Vorher-nachher-Übungsfolge erstellt, welche die Dehnung der wichtigsten Unterkörpermuskeln in den Mittelpunkt stellt, einschließlich Oberschenkelrückseite, Gesäßmuskulatur und Waden. Für einen Teil der Übungsfolge benötigen Sie eine Hartschaumrolle.

VORHER

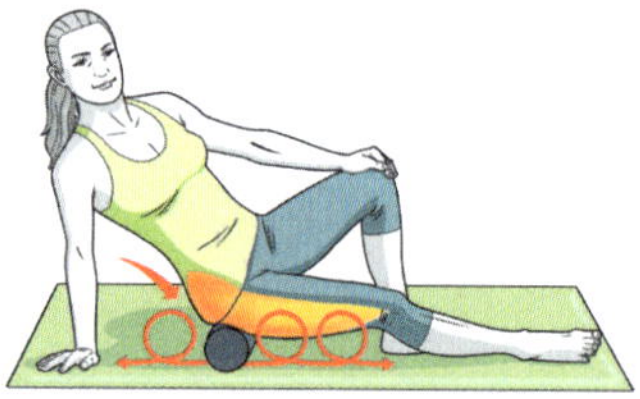

1. Myofascial Release für die Gesäßmuskeln (30 Sekunden je Seite) *Seite 94*

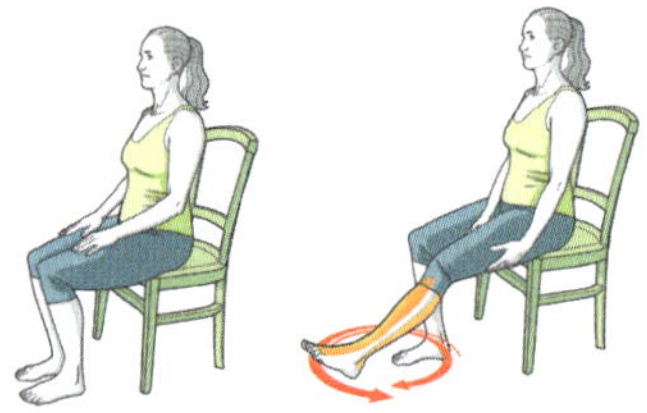

2. Fußkreisen (10 Mal je Seite, 5 in jede Richtung) *Seite 114*

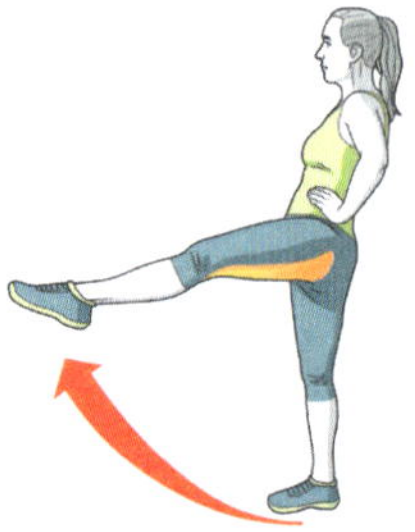

3. Beinschwingen (10 Mal je Seite) *Seite 96*

NACHHER

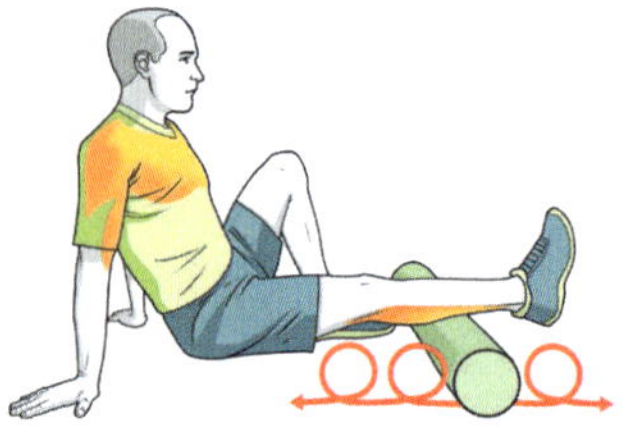

1. Myofascial Release für die Waden (30 Sekunden je Seite) *Seite 120*

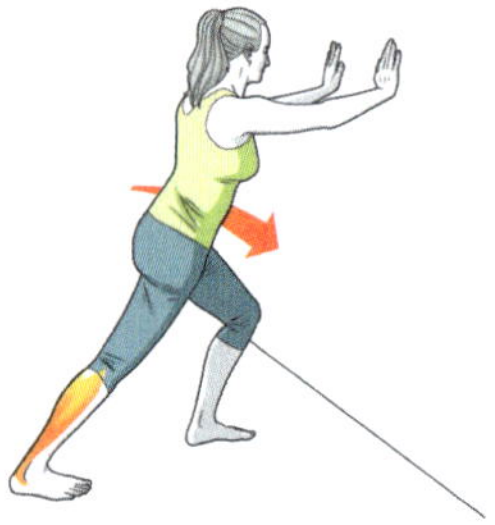

2. Wadendehnung im Stehen (30 Sekunden je Seite) *Seite 116*

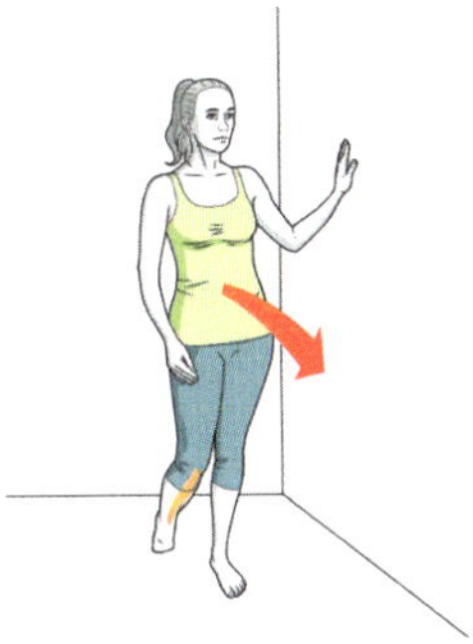

3. Schienbeindehnung
(30 Sekunden je Seite) *Seite 118*

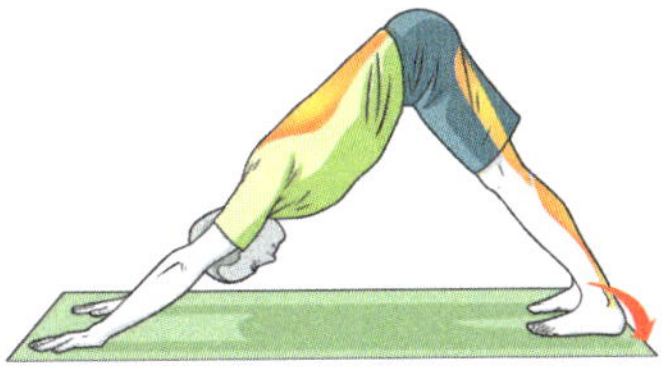

4. Herabschauender Hund
(30 Sekunden) *Seite 122*

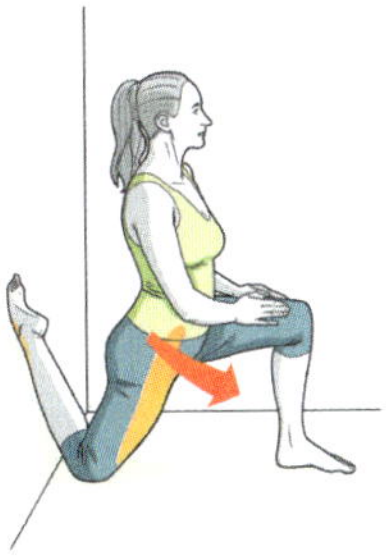

5. Tiefer Ausfallschritt an der Wand
(30 Sekunden je Seite) *Seite 110*

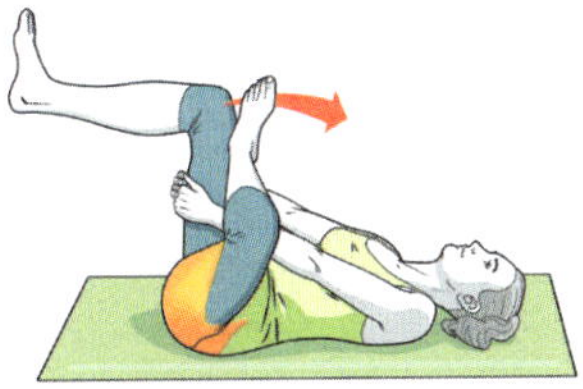

6. Nadelöhr (Figure 4)
(30 Sekunden je Seite) *Seite 92*

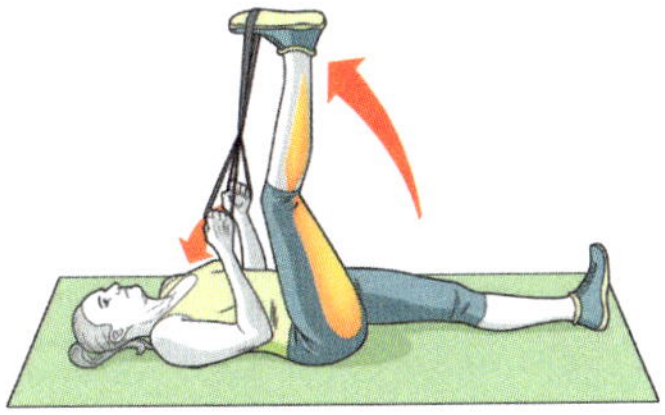

7. Schenkeldehnung im Liegen
(30 Sekunden je Seite) *Seite 104*

Indem Sie Unterschenkelmuskeln wie den vorderen Schienbeinmuskel *(Tibialis anterior)* dehnen, verringern Sie das Risiko, am Schienbeinkantensyndrom zu erkranken.

Baseball / Softball / Handball

Für die Wurf-, Schwung- und Fangbewegungen beim Baseball oder Softball müssen der obere Rücken und der Schultergürtel locker sein. Diese Vorher-nachher-Übungsfolge enthält dynamische und statische Dehnübungen für die Schultern, die dazu beitragen, Ihre Wurffähigkeiten zu verbessern. Für einen Teil der Übungsfolge benötigen Sie eine Hartschaumrolle.

VORHER

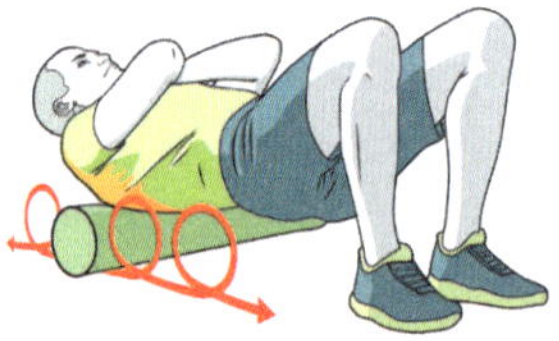

1. Myofascial Release für den Rücken
(60 Sekunden) *Seite 66*

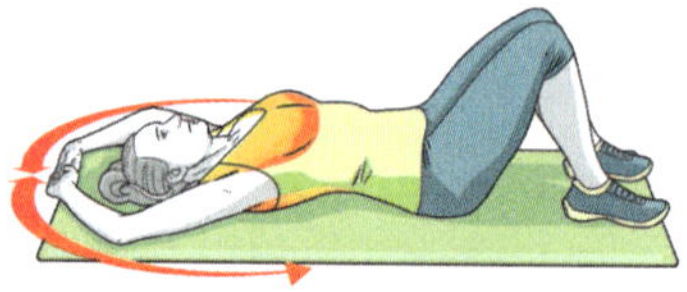

2. Liegender Engel (Floor Angels)
(10 Mal) *Seite 42*

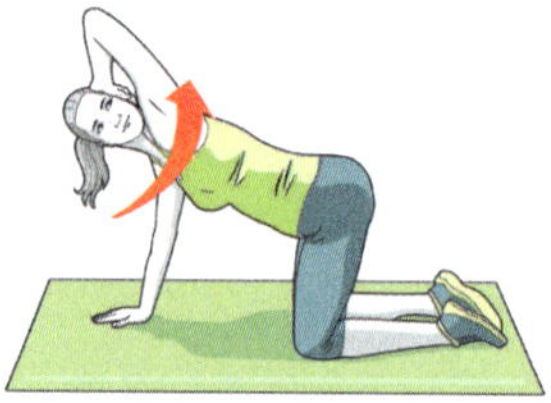

3. Rückendrehung auf allen vieren
(6 Mal je Seite) *Seite 84*

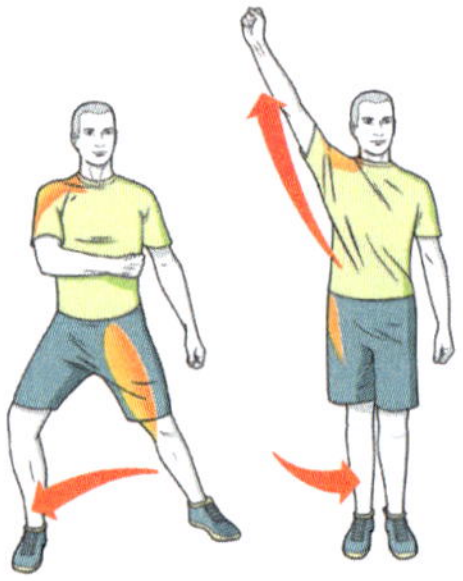

4. Große Diagonale
(8 Mal je Seite) *Seite 100*

NACHHER

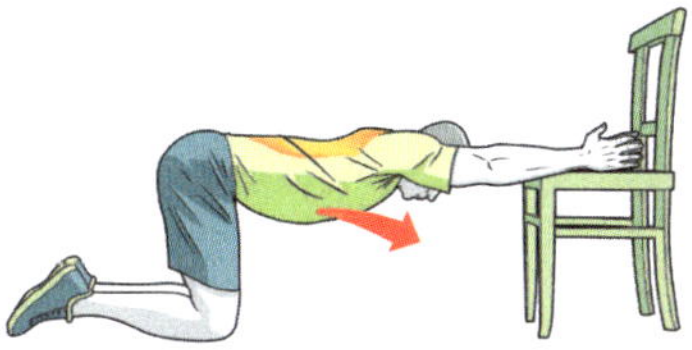

1. Rückendehnung im Knien (30 Sekunden) *Seite 78*

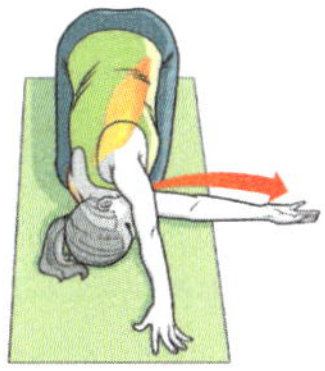

2. Nadel und Faden (30 Sekunden je Seite) *Seite 40*

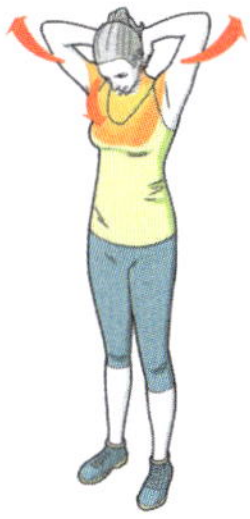

3. Herzöffner (30 Sekunden) *Seite 44*

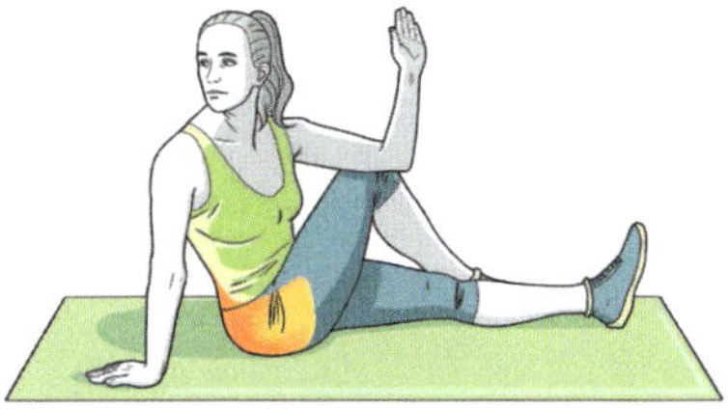

4. Halber Drehsitz (30 Sekunden je Seite) *Seite 88*

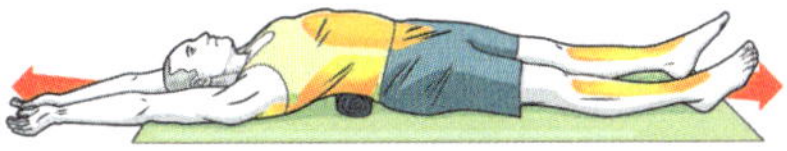

5. Kopf-bis-Fuß-Dehnung (30 Sekunden) *Seite 80*

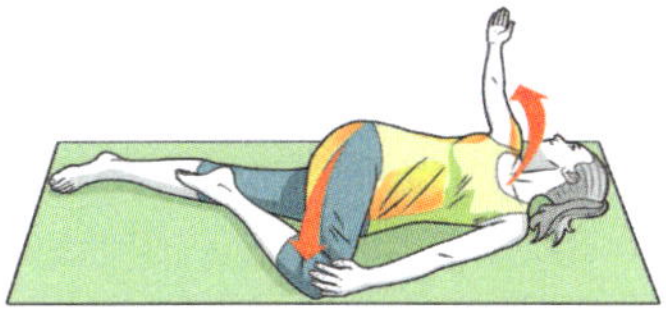

6. Drehung in Rückenlage (30 Sekunden je Seite) *Seite 72*

Nadel und Faden ist eine großartige Dehnübung für die Schultern, wenn man an Schleimbeutel- oder Sehnenentzündung leidet, denn die Dehnung trägt dazu bei, die durch diese Erkrankungen verursachten Schmerzen zu lindern.

Skilanglauf

Diese Vorher-nachher-Übungsfolge enthält einige dynamische Dehnübungen für die Hüften, die beim Langlauf verspannt und steif werden können. Für einen Teil der Übungsfolge benötigen Sie eine Hartschaumrolle.

VORHER

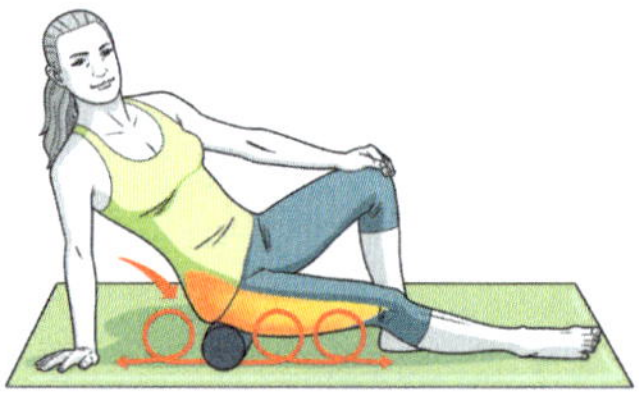

1. Myofascial Release für die Gesäßmuskeln (30 Sekunden je Seite) *Seite 94*

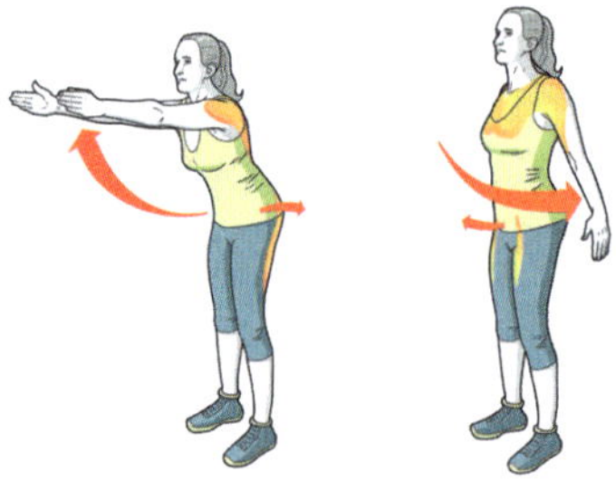

2. Beugen und Strecken (10 Mal) *Seite 50*

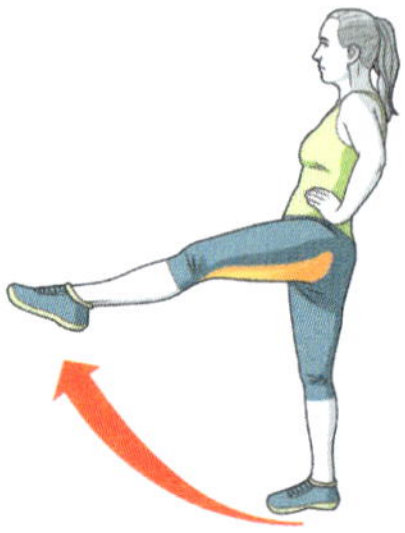

3. Beinschwingen (10 Mal je Seite) *Seite 96*

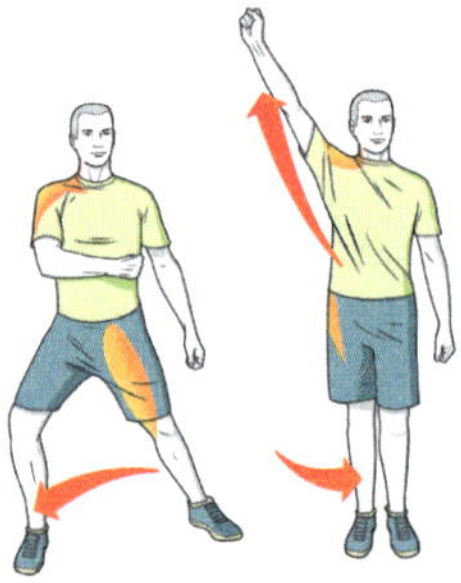

4. Große Diagonale (8 Mal je Seite) *Seite 100*

NACHHER

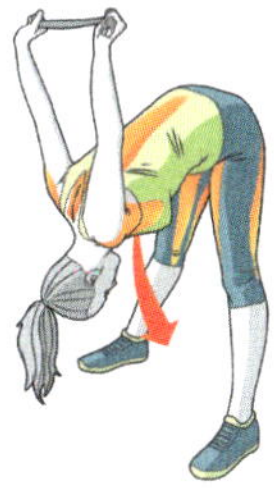

1. Vorbeuge mit Bruststreckung (30 Sekunden) *Seite 108*

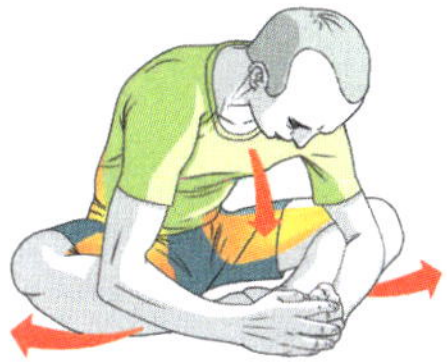

2. Schmetterling (30 Sekunden) *Seite 90*

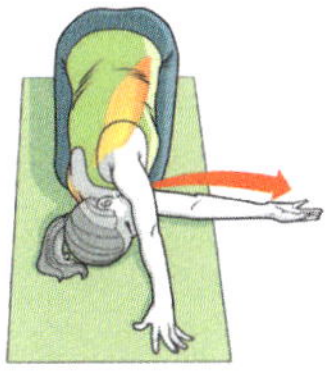

3. Nadel und Faden (30 Sekunden je Seite) *Seite 40*

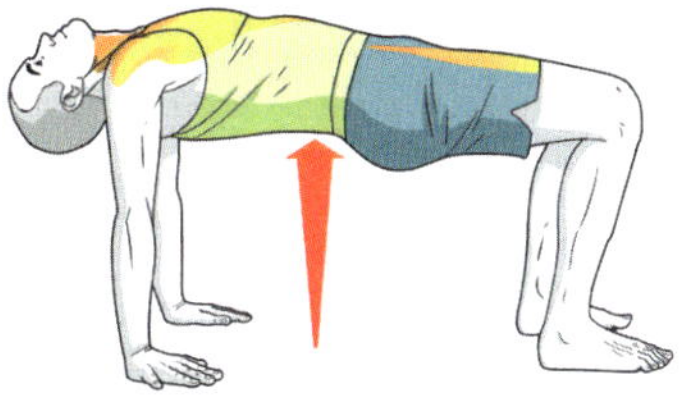

4. Tisch (Reverse Tabletop) (30 Sekunden) *Seite 52*

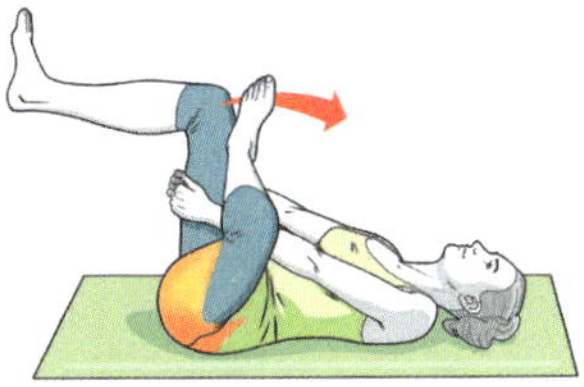

5. Nadelöhr (Figure 4) (30 Sekunden je Seite) *Seite 92*

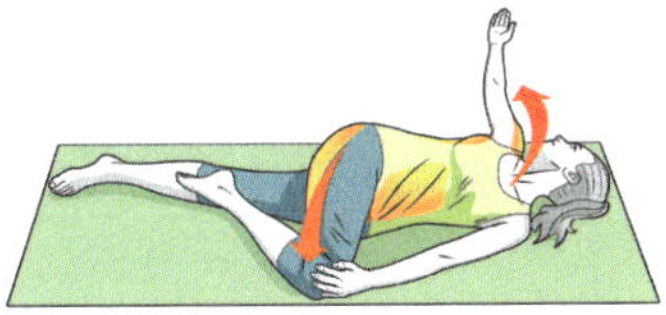

6. Drehung in Rückenlage (30 Sekunden je Seite) *Seite 72*

Indem Sie die Innenseite (Hüftadduktoren) und Außenseite (Hüftabduktoren) der Oberschenkel mit Übungen wie Schmetterling und Nadelöhr effektiv dehnen, tragen Sie auch zur Stabilisierung der Knie bei.

Krafttraining Oberkörper

Diese Vorher-nachher-Übungsfolge legt den Schwerpunkt auf Brust und Schultern, die wichtigsten Muskeln des Oberkörpers, die im Krafttraining oft stark beansprucht werden. Für einen Teil der Übungsfolge benötigen Sie eine Hartschaumrolle.

VORHER

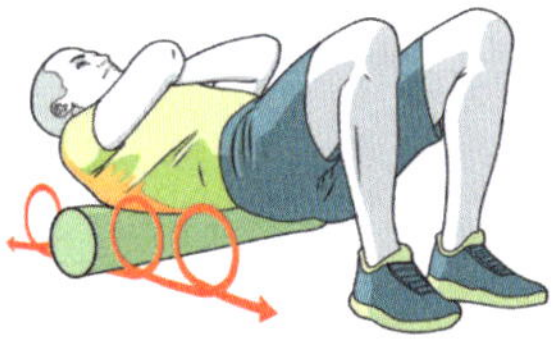

1. Myofascial Release für den Rücken (60 Sekunden je Seite) *Seite 66*

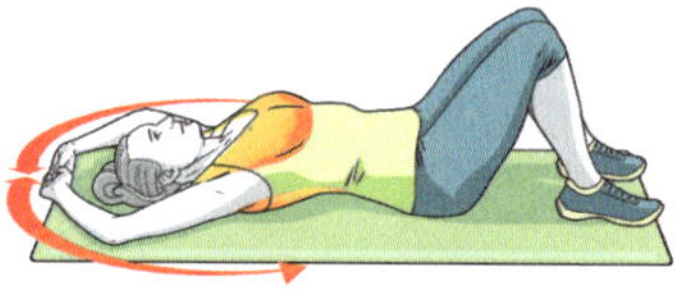

2. Liegender Engel (Floor Angels) (8 Mal) *Seite 42*

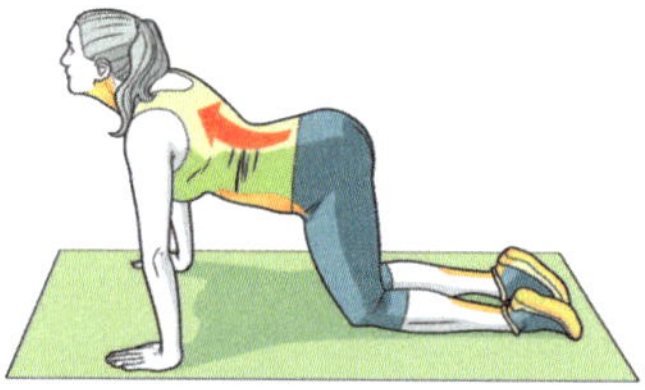

3. Katze-Kuh (8 Mal) *Seite 70*

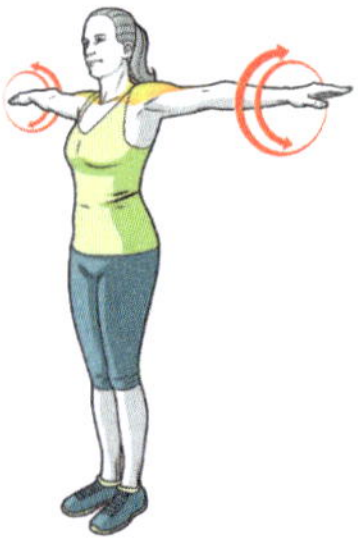

4. Armkreisen (10 Mal je Seite, 5 in jede Richtung) *Seite 48*

NACHHER

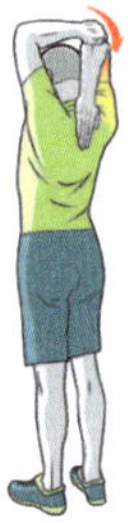

1. Trizepsdehnung über Kopf (30 Sekunden je Seite) *Seite 58*

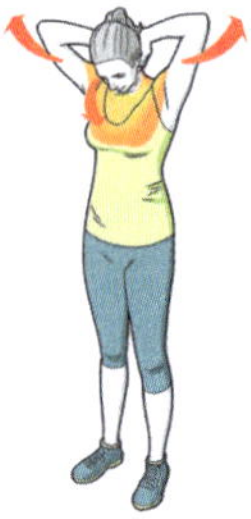

2. Herzöffner (30 Sekunden) *Seite 44*

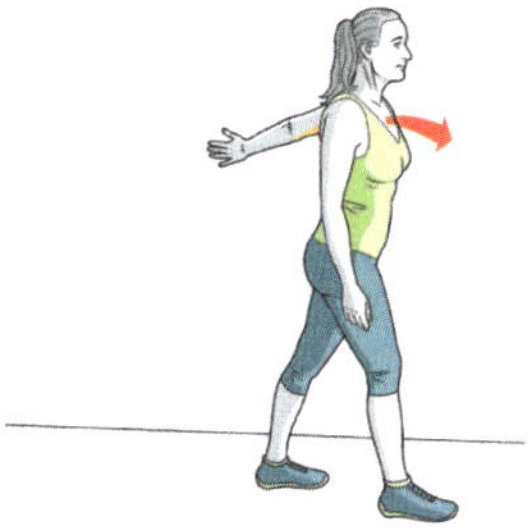

3. Bizepsdehnung
(30 Sekunden je Seite) *Seite 56*

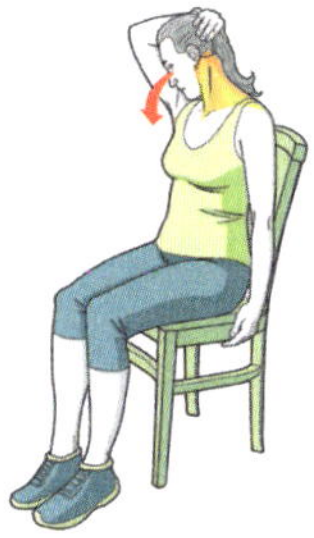

4. Nackendehnung im Sitzen
(30 Sekunden je Seite) *Seite 46*

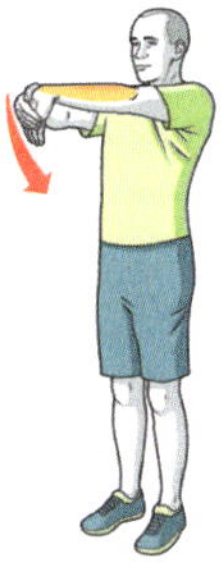

5. Handstreckerdehnung
(30 Sekunden je Seite) *Seite 60*

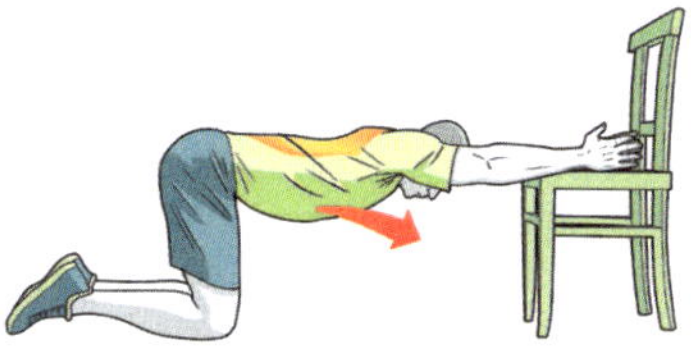

6. Rückendehnung im Knien
(30 Sekunden) *Seite 78*

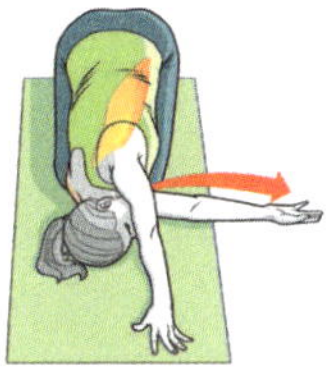

7. Nadel und Faden
(30 Sekunden je Seite) *Seite 40*

Bei der Arbeit mit der Hartschaumrolle können Sie den oberen Rücken sanft biegen und über die Rolle sinken lassen. Diese Bewegung lockert zusätzlich zum Hin-und-her-Rollen die Schultern und erleichtert das Schulterdrücken und ähnliche Kraftübungen.

Krafttraining Beine

Diese Vorher-nachher-Übungsfolge stellt die wichtigsten Muskeln des Unterkörpers in den Mittelpunkt, darunter die Gesäßmuskeln, die Oberschenkelrückseite und den Quadrizeps, die üblicherweise beim Krafttraining beansprucht werden. Für einen Teil der Übungsfolge benötigen Sie eine Hartschaumrolle.

VORHER

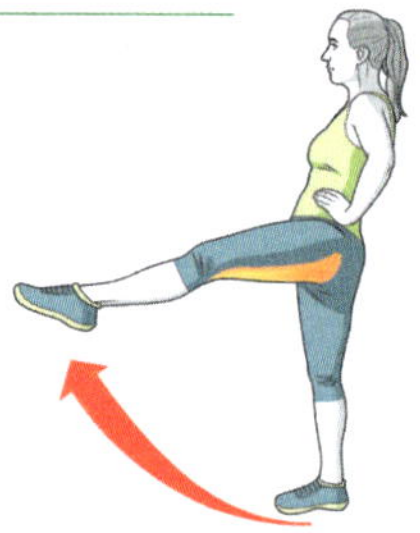

1. Beinschwingen (10 Mal je Seite) *Seite 96*

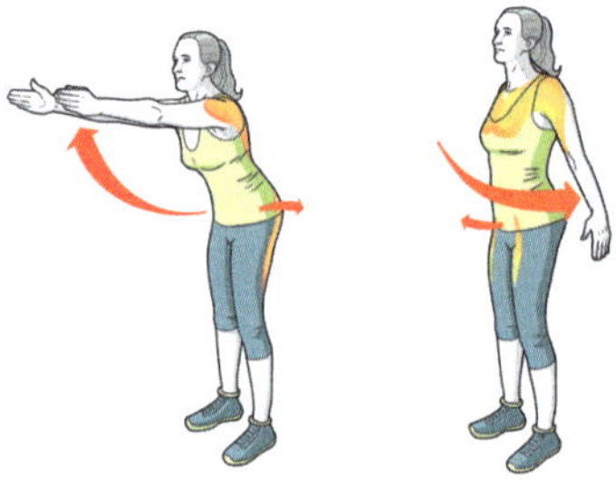

2. Beugen und Strecken (10 Mal) *Seite 50*

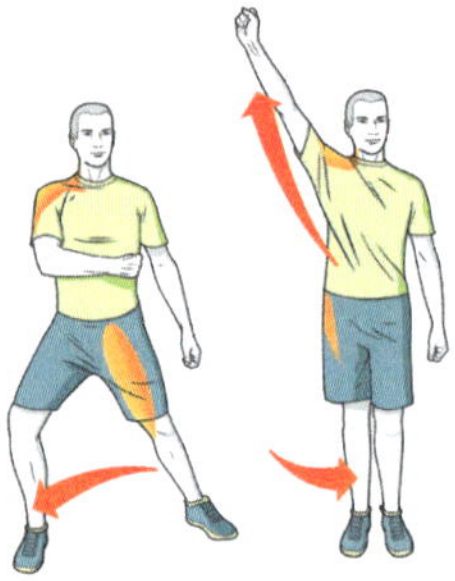

3. Große Diagonale (8 Mal je Seite) *Seite 100*

NACHHER

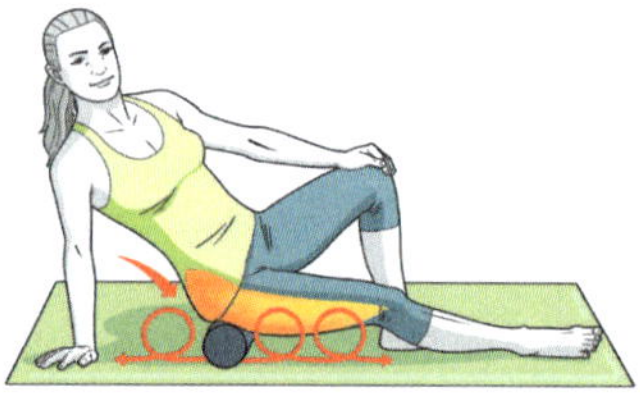

1. Myofascial Release für die Gesäßmuskeln (30 Sekunden je Seite) *Seite 94*

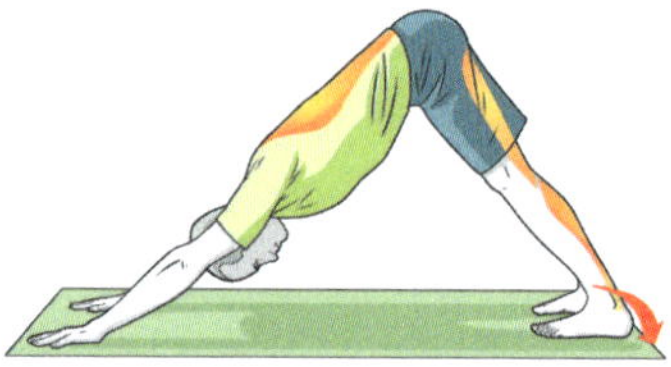

2. Herabschauender Hund (30 Sekunden) *Seite 122*

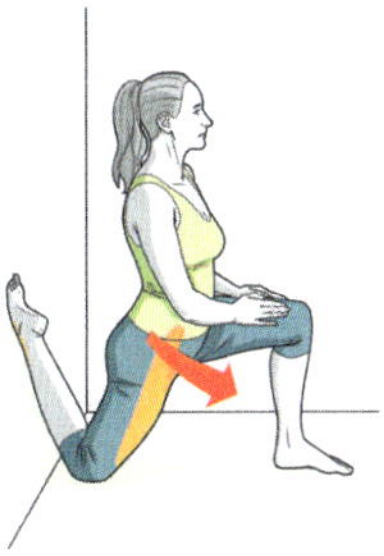

3. Tiefer Ausfallschritt an der Wand
(30 Sekunden je Seite) *Seite 110*

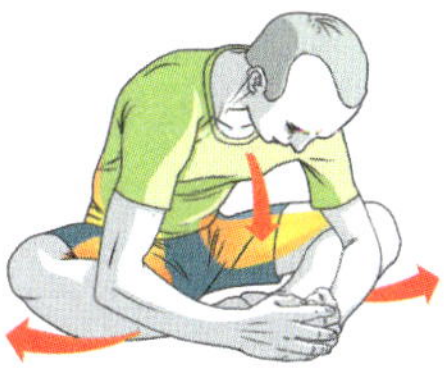

4. Schmetterling (30 Sekunden) *Seite 90*

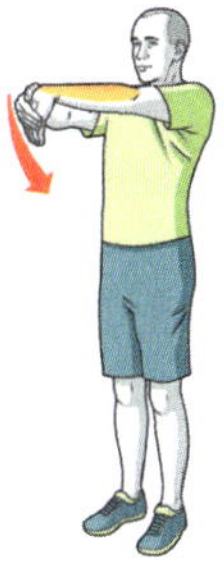

5. Handstreckerdehnung
(30 Sekunden je Seite) *Seite 60*

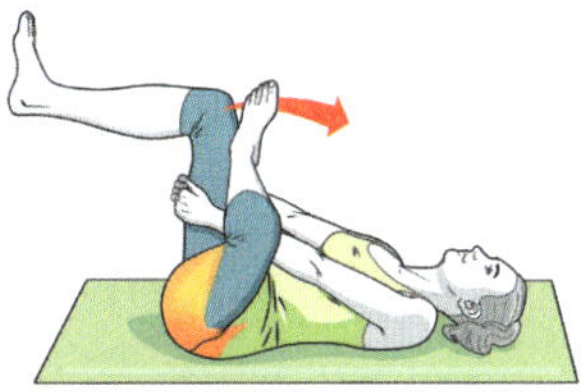

6. Nadelöhr (Figure 4)
(30 Sekunden je Seite) *Seite 92*

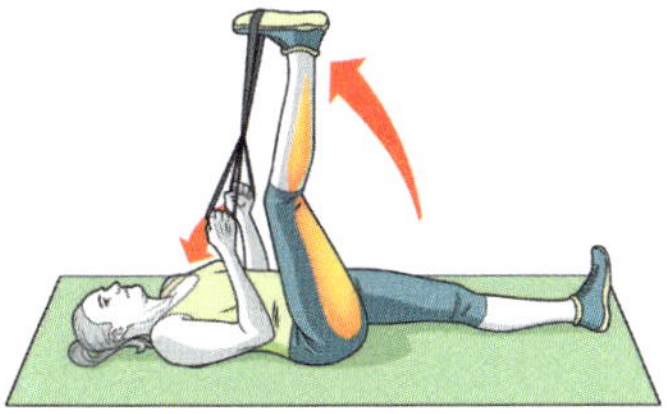

7. Schenkeldehnung im Liegen
(30 Sekunden je Seite) *Seite 104*

Da man Unterkörperübungen wie Kniebeugen und Ausfallschritt möglicherweise mit Kurz- oder Langhantel ausführt, habe ich dieser Übungsfolge eine Handstreckerdehnung zugefügt, die die Unterarmmuskeln dehnt.

KAPITEL ZWÖLF

KRANKHEITEN und BESCHWERDEN lindern

Steifer Hals

Durch effektive Dehnung von Nacken und oberem Rücken können Sie Schmerzen und Beschwerden in diesen Körperregionen lindern und vielleicht sogar Kopfschmerzen abmildern. Für einen Teil der Übungsfolge benötigen Sie eine Hartschaumrolle.

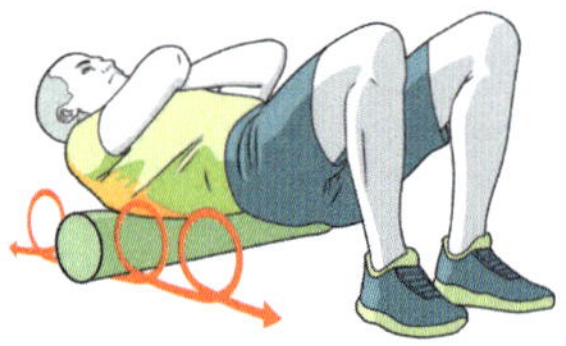

1. Myofascial Release für den Rücken (60 Sekunden) *Seite 66*

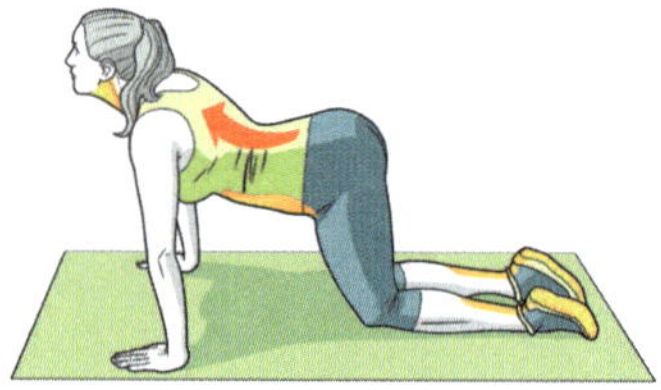

2. Katze-Kuh (8 Mal) *Seite 70*

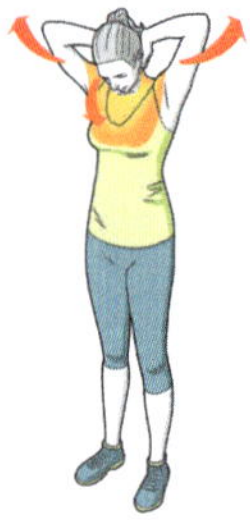

3. Herzöffner (30 Sekunden) *Seite 44*

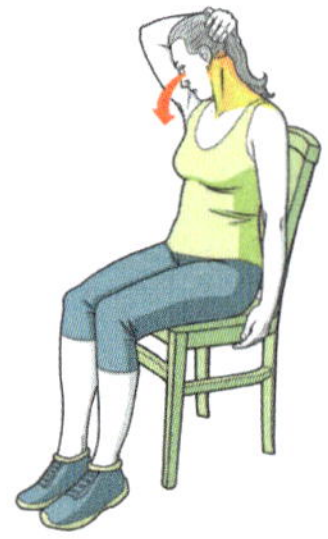

4. Nackendehnung im Sitzen (30 Sekunden je Seite) *Seite 46*

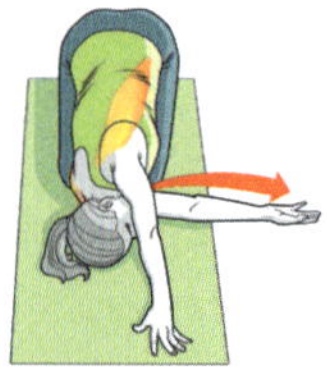

5. Nadel und Faden (30 Sekunden je Seite) *Seite 40*

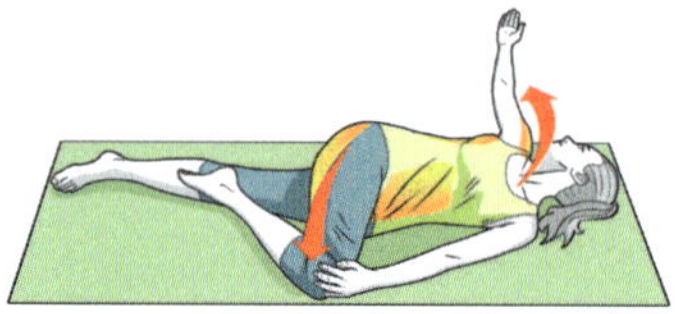

6. Drehung in Rückenlage (30 Sekunden je Seite) *Seite 72*

Katze-Kuh ist eher eine Bewegungsübung als eine Dehnung. Statt den Endpunkt der Bewegung eine Weile zu halten, was möglicherweise den Nacken belastet, sollten Sie diese dynamische Dehnung fließend durchführen und das Tempo nach dem Ein- und Ausatmen richten.

Schmerzende Handgelenke und Ellbogen

Um die Schmerzen von Tennis-Ellbogen, Karpaltunnelsyndrom, Golfarm und dergleichen zu lindern, führe ich hier Dehnübungen für die Muskeln auf, die auf den Ellbogen und die Handgelenke einwirken. Dazu gehören Bizeps, Trizeps und die Unterarmmuskeln.

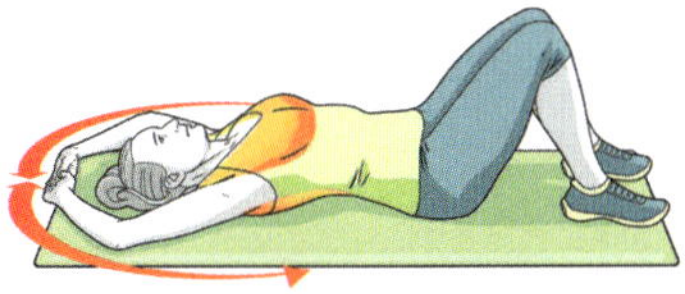

1. **Liegender Engel (Floor Angels)**
   (10 Mal) *Seite 42*

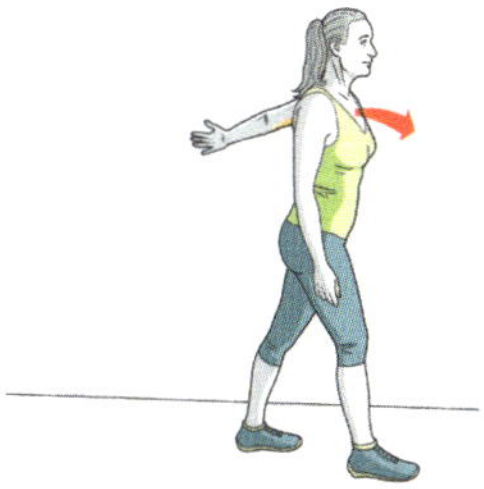

2. **Bizepsdehnung**
   (30 Sekunden je Seite) *Seite 56*

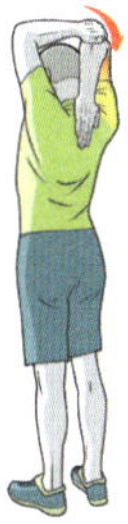

3. **Trizepsdehnung über Kopf**
   (30 Sekunden je Seite) *Seite 58*

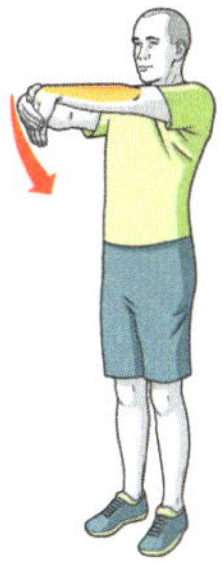

4. **Handstreckerdehnung**
   (30 Sekunden je Seite) *Seite 60*

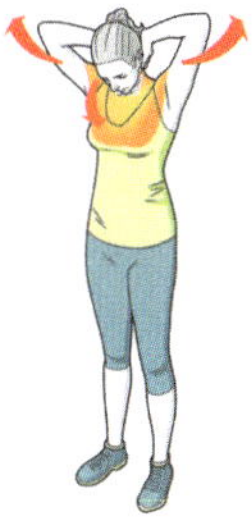

5. **Herzöffner (30 Sekunden)** *Seite 44*

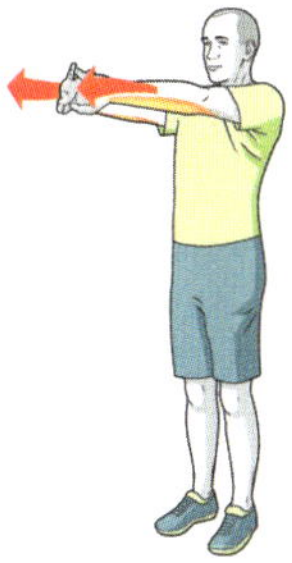

6. **Handbeugerdehnung**
   (30 Sekunden) *Seite 62*

Die Übungen Handbeugerdehnung und Handstreckerdehnung helfen gegen Verspannungen im Unterarm und in den Handgelenken, die nach langer Schreibarbeit verspannt sein können.

Frozen Shoulder

Diese Übungsfolge umfasst dynamische Bewegungsübungen zur Linderung von Schmerzen und Steifheit im Schultergelenk. Für einen Teil der Übungsfolge benötigen Sie eine Hartschaumrolle.

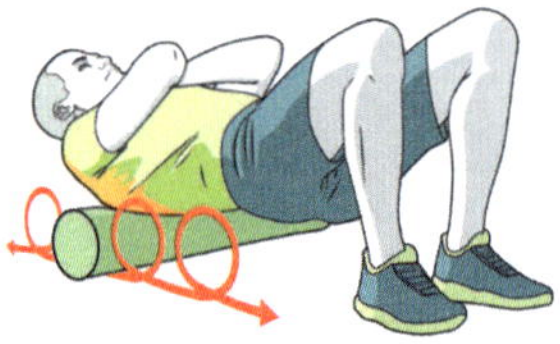

1. Myofascial Release für den Rücken (60 Sekunden) *Seite 66*

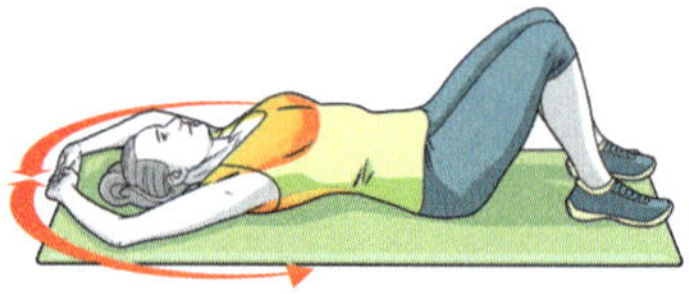

2. Liegender Engel (Floor Angels) (10 Mal) *Seite 42*

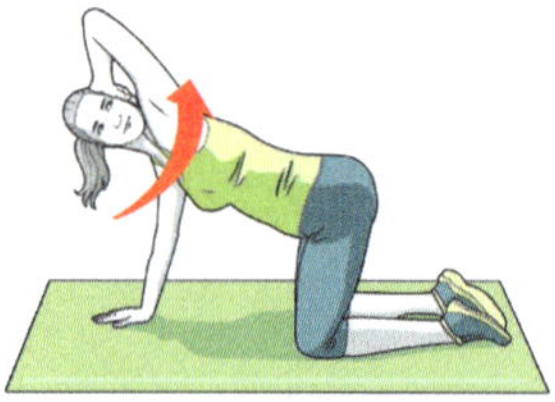

3. Rückendrehung auf allen vieren (6 Mal je Seite) *Seite 84*

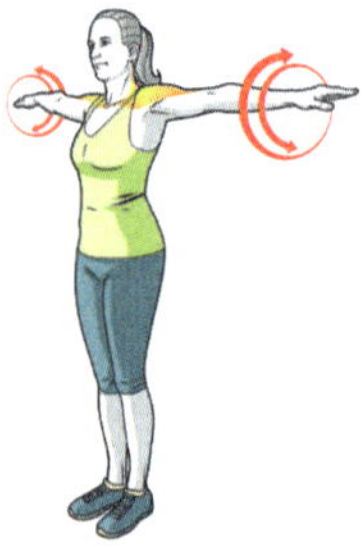

4. Armkreisen (10 Mal je Seite, 5 in jede Richtung) *Seite 48*

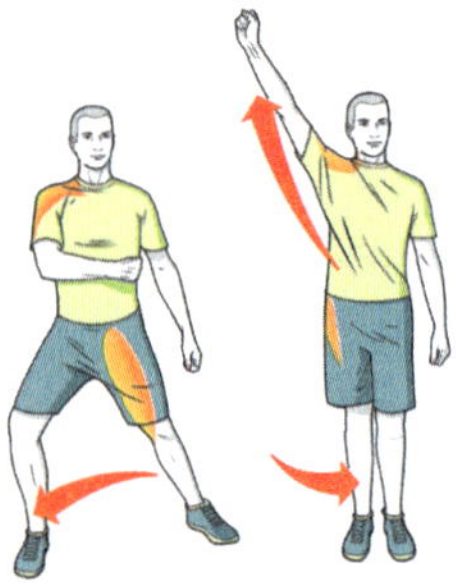

5. Große Diagonale (8 Mal je Seite) *Seite 100*

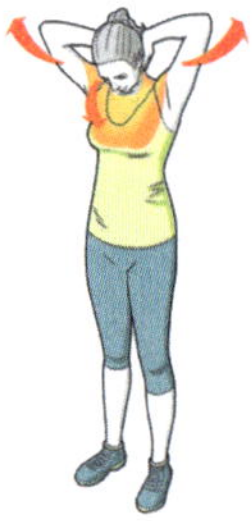

6. Herzöffner (30 Sekunden) *Seite 44*

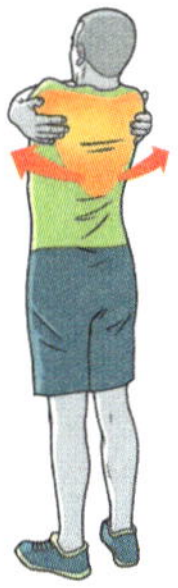

7. Bear Hug (30 Sekunden) *Seite 76*

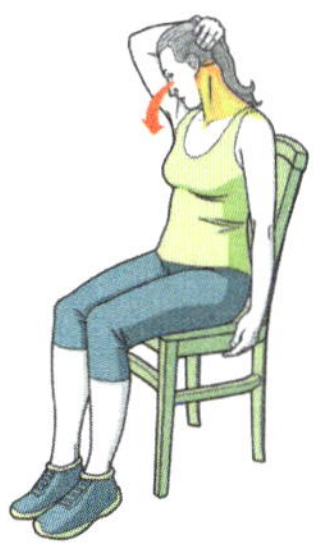

8. Nackendehnung im Sitzen
(30 Sekunden je Seite) *Seite 46*

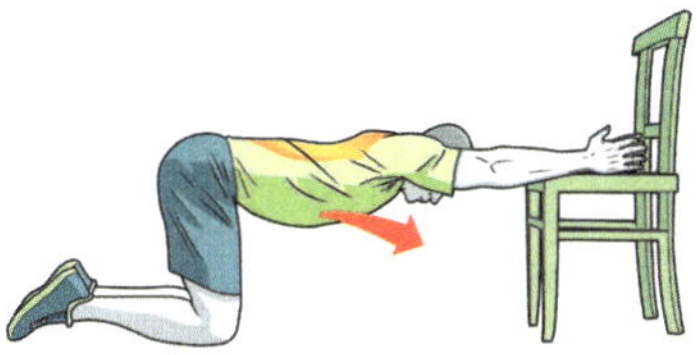

9. Rückendehnung im Knien
(30 Sekunden) *Seite 78*

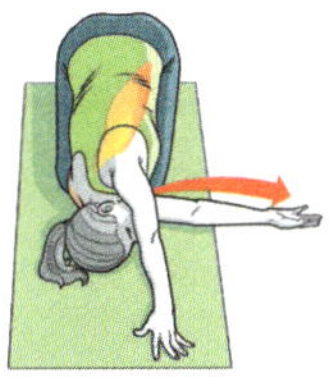

10. Nadel und Faden
(30 Sekunden je Seite) *Seite 40*

Zusätzlich zu den dynamischen Dehnübungen tragen statische Übungen wie der Bear Hug dazu bei, Schulterprobleme zu minimieren.

Steife Hüften

Diese Übungsfolge ist dazu gedacht, die Hüftsteifigkeit zu verringern, die durch andauerndes Sitzen entsteht. Für einen Teil der Übungsfolge benötigen Sie eine Hartschaumrolle.

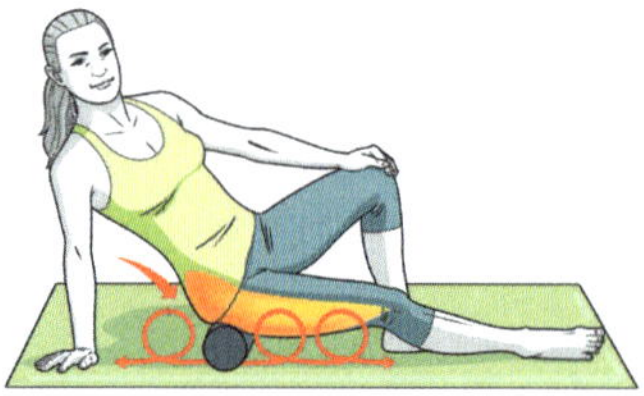

1. Myofascial Release für die Gesäßmuskeln (30 Sekunden je Seite) *Seite 94*

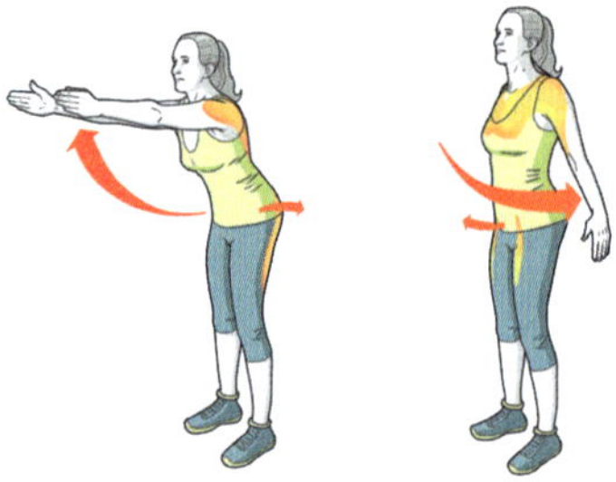

2. Beugen und Strecken (10 Mal) *Seite 50*

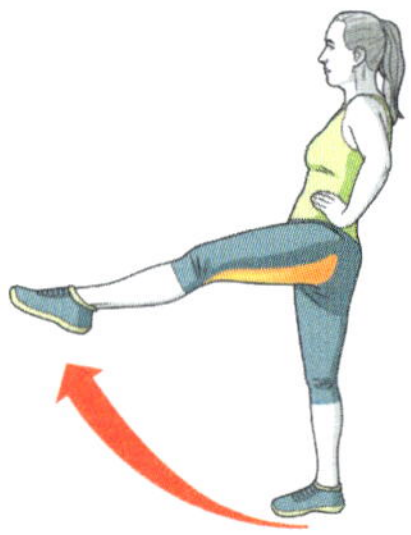

3. Beinschwingen (10 Mal je Seite) *Seite 96*

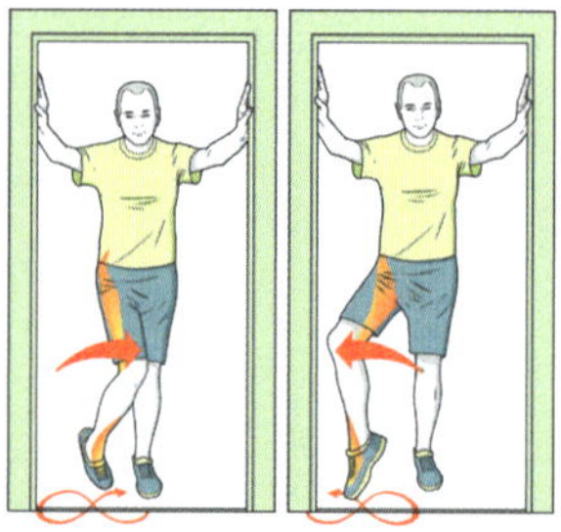

4. Achterkreisel mit Stütze (Figure 8) (8 Mal je Seite) *Seite 98*

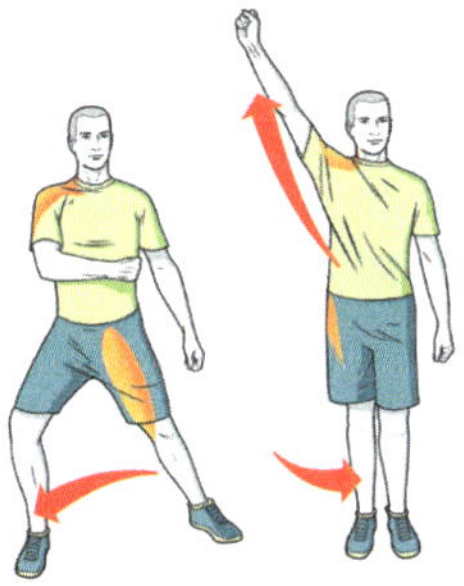

5. Große Diagonale
(8 Mal je Seite) *Seite 100*

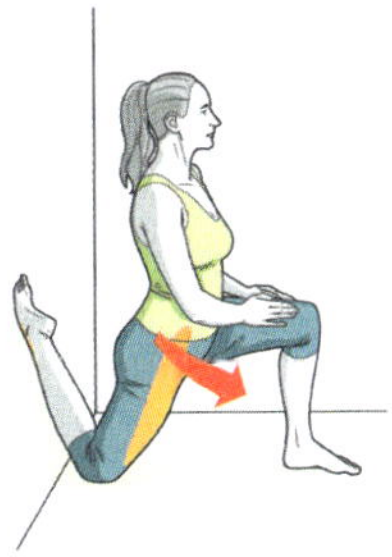

6. Tiefer Ausfallschritt an der Wand
(30 Sekunden je Seite) *Seite 110*

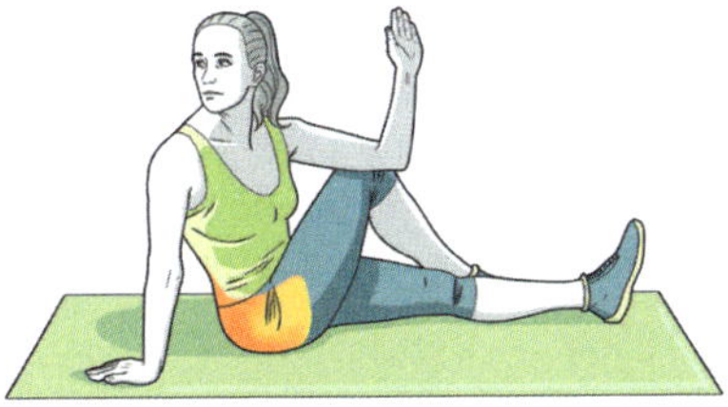

7. Halber Drehsitz
(30 Sekunden je Seite) *Seite 88*

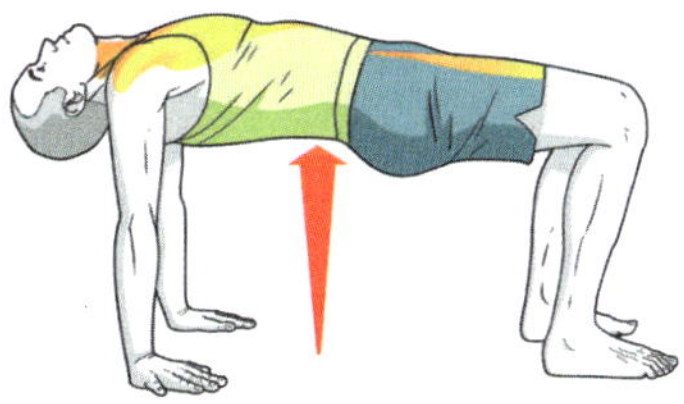

8. Tisch (Reverse Tabletop)
(30 Sekunden) *Seite 52*

Übungen wie der Tisch können die Hüften beweglich machen und gleichzeitig die Gesäßmuskulatur kräftigen, die bei verspannten Hüften oft geschwächt ist.

Schmerzende Knie- und Fußgelenke

Um Beschwerden im Quadrizeps, in der Oberschenkelrückseite und in den Waden zu verringern, zielt diese Übungsfolge auf die Beinmuskulatur ab. Für einen Teil der Übungsfolge benötigen Sie eine Hartschaumrolle.

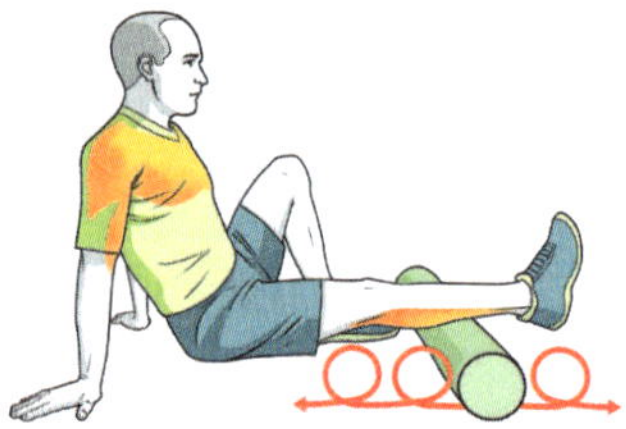

1. Myofascial Release für die Waden (30 Sekunden je Seite) *Seite 120*

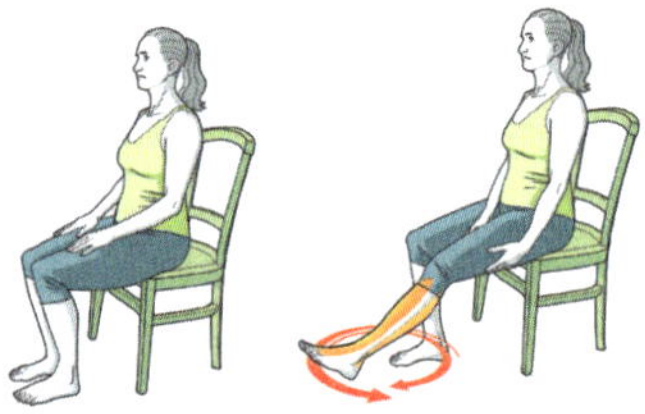

2. Fußkreisen (10 Mal je Seite, 5 in jede Richtung) *Seite 114*

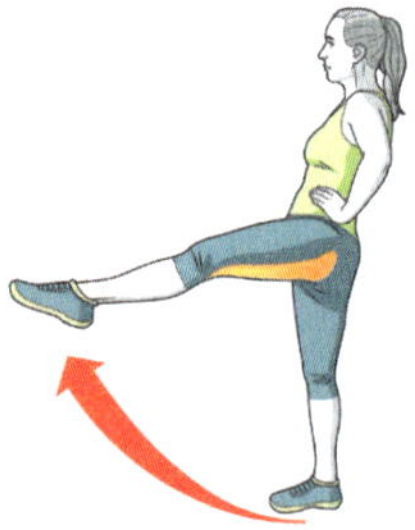

3. Beinschwingen (10 Mal je Seite) *Seite 96*

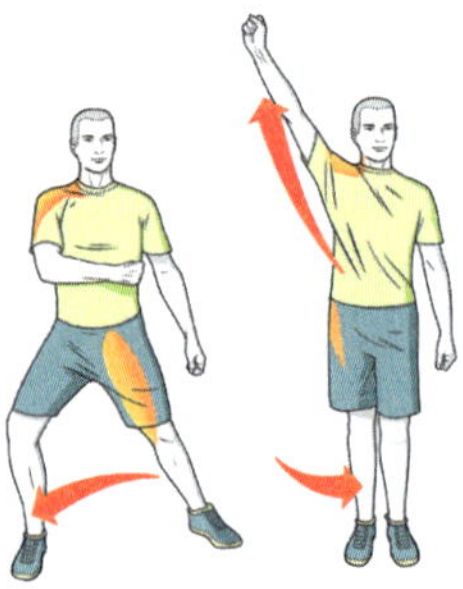

4. Große Diagonale (6 Mal je Seite) *Seite 100*

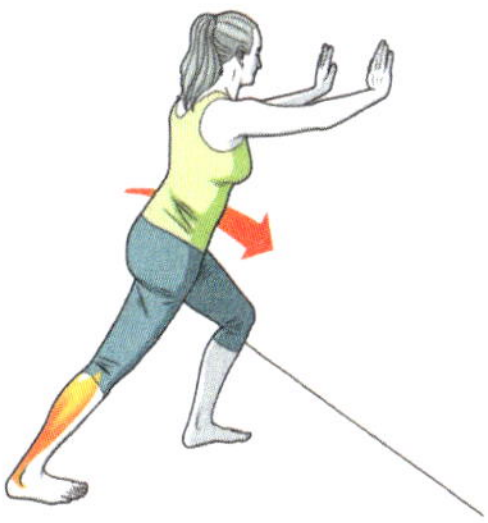

5. Wadendehnung im Stehen
(30 Sekunden je Seite) *Seite 116*

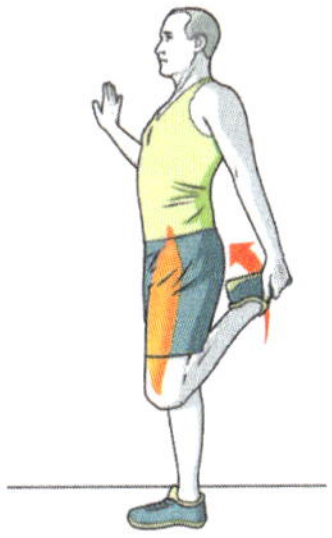

6. Quadrizepsdehnung im Stehen mit Stütze
(30 Sekunden je Seite) *Seite 106*

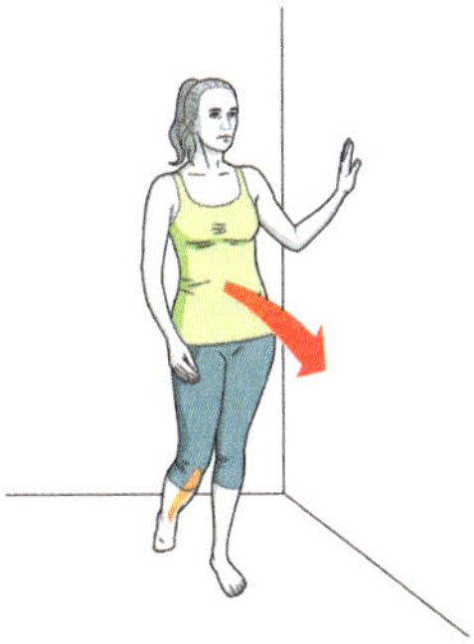

7. Schienbeindehnung
(30 Sekunden je Seite) *Seite 118*

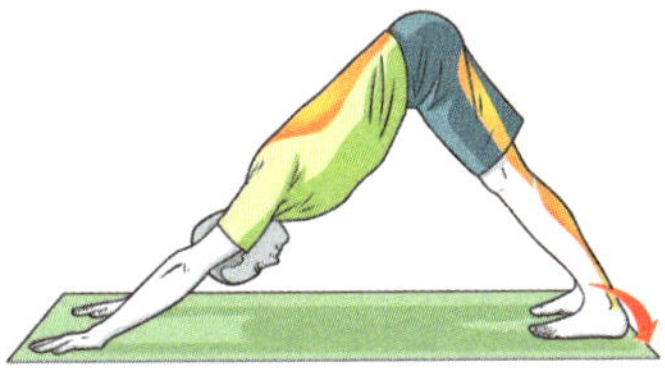

8. Herabschauender Hund
(30 Sekunden) *Seite 122*

Indem man die Rückseite des Unterschenkels dehnt, kann man die Beweglichkeit des Fußgelenks verbessern. Dadurch können Schmerzen in Fußgelenk oder Knie gelindert werden.

Arthritis

Bei Menschen mit Arthritis schmiert diese Übungsfolge mit dynamischen Dehnübungen die Gelenke, vergrößert und sichert den Bewegungsspielraum und macht Bewegungen angenehmer.

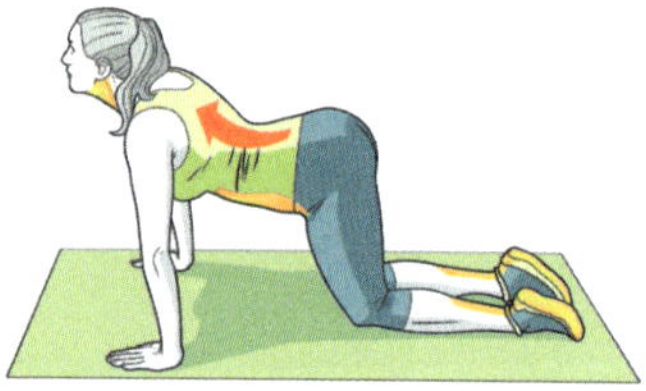

1. Katze-Kuh (8 Mal) *Seite 70*

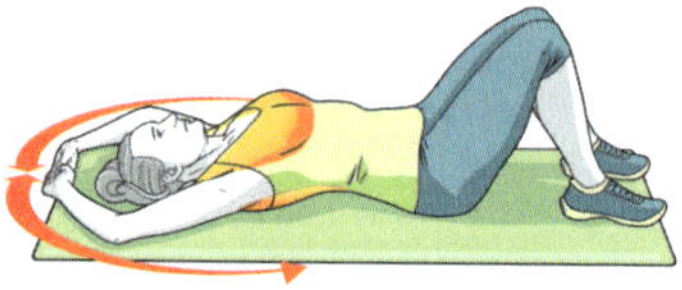

2. Liegender Engel (Floor Angels) (8 Mal) *Seite 42*

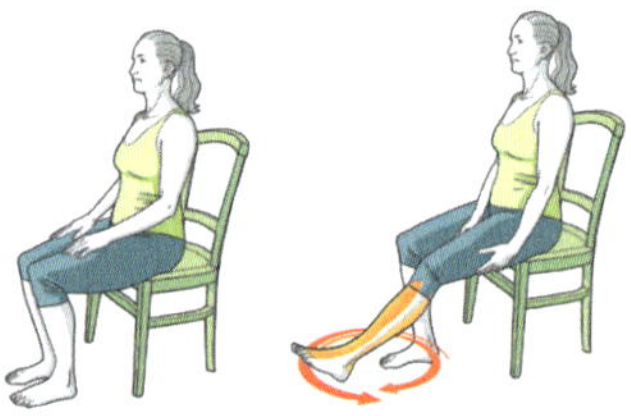

3. Fußkreisen (10 Mal je Seite, 5 in jede Richtung) *Seite 114*

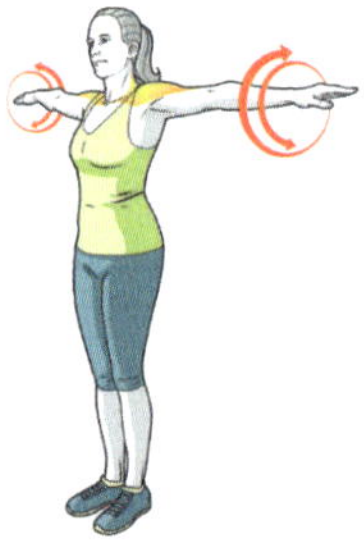

4. Armkreisen (10 Mal je Seite, 5 in jede Richtung) *Seite 48*

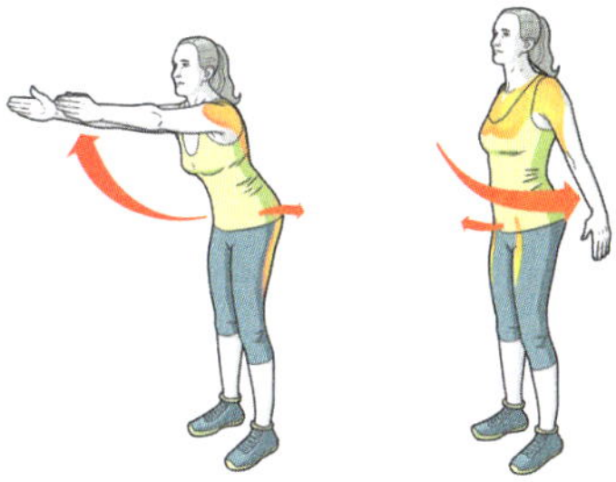

5. Beugen und Strecken (10 Mal) *Seite 50*

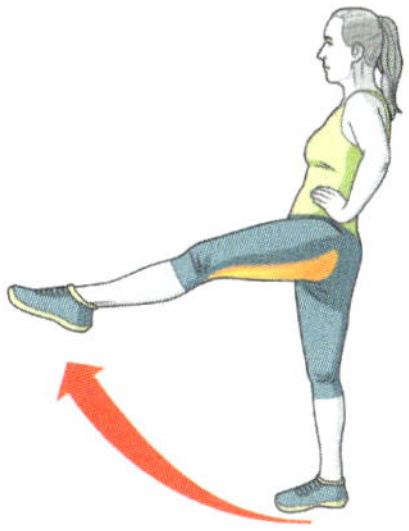

6. Beinschwingen (10 Mal je Seite) *Seite 96*

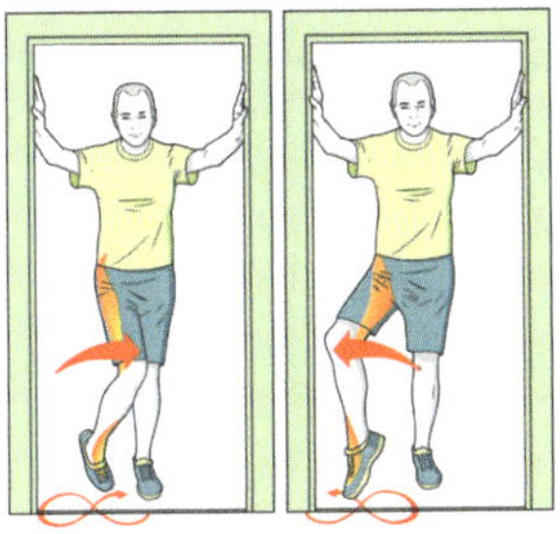

7. Achterkreisel mit Stütze (Figure 8) (8 Mal je Seite) *Seite 98*

Damit der Körper genügend Zeit zum Warmwerden hat, beginnt man jede Dehnübung langsam und mit einem kleinen Bewegungsradius.

Diabetes

Stretching ist nicht nur ein gutes Mittel, um die Flexibilität zu erhöhen. Mehrere Studien haben ergeben, dass statisches Stretching bei Diabetikern auch zur Regulierung des Blutzuckerspiegels beitragen kann.

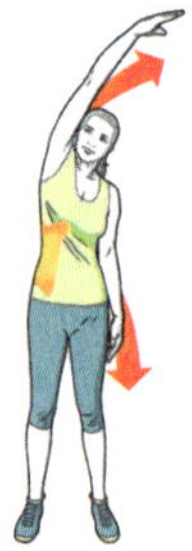

1. Mondsichel im Stand (30 Sekunden je Seite) *Seite 74*

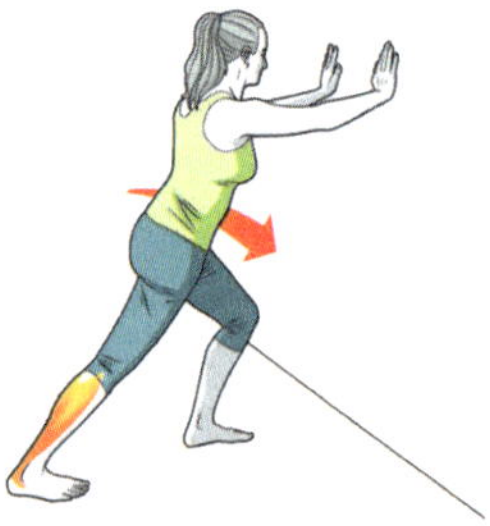

2. Wadendehnung im Stehen (30 Sekunden je Seite) *Seite 116*

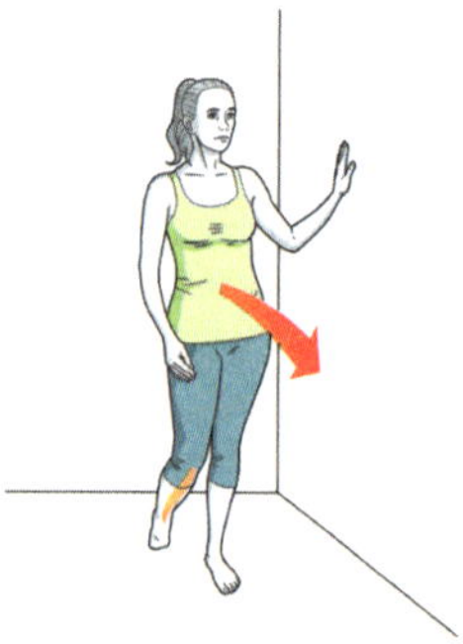

3. Schienbeindehnung (30 Sekunden je Seite) *Seite 118*

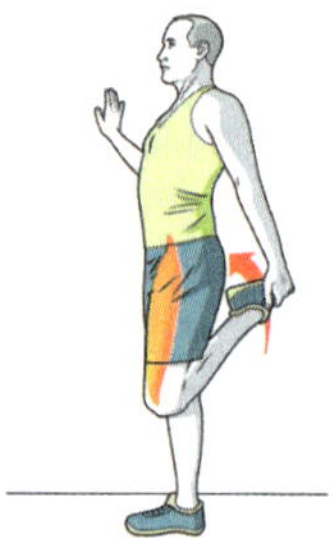

4. Quadrizepsdehnung im Stehen mit Stütze (30 Sekunden je Seite) *Seite 106*

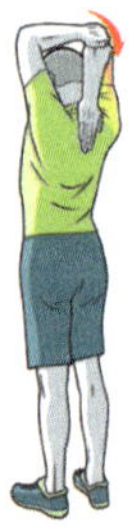

5. Trizepsdehnung über Kopf (30 Sekunden je Seite) *Seite 58*

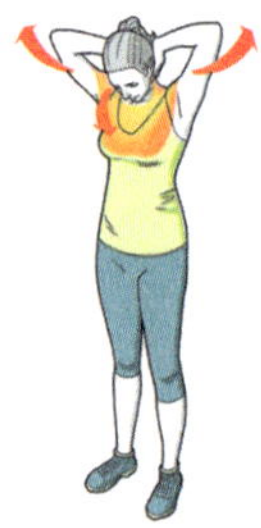

6. Herzöffner (30 Sekunden) *Seite 44*

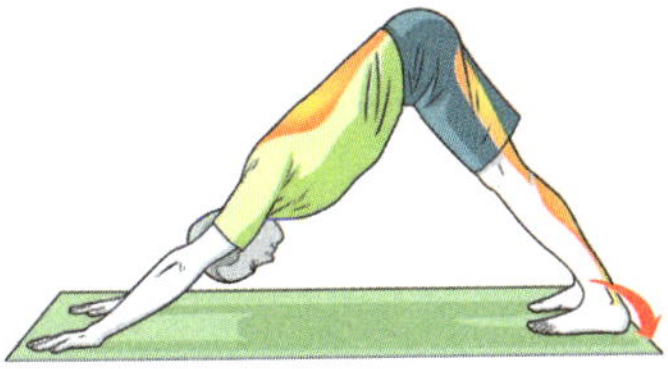

7. Herabschauender Hund
(30 Sekunden) *Seite 122*

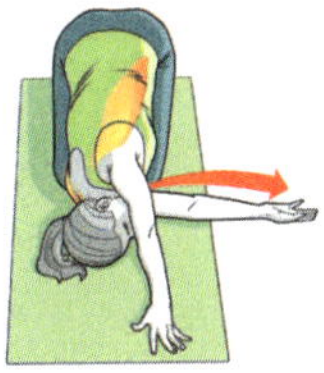

8. Nadel und Faden
(30 Sekunden je Seite) *Seite 40*

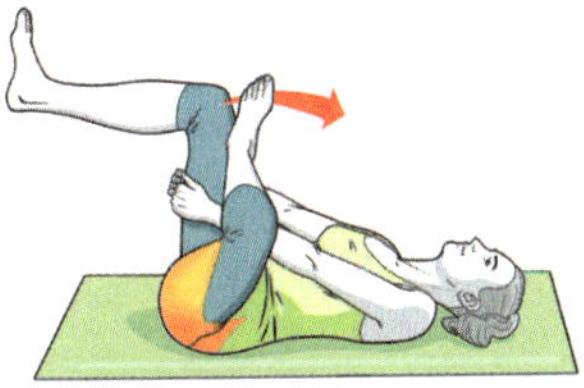

9. Nadelöhr (Figure 4)
(30 Sekunden je Seite) *Seite 92*

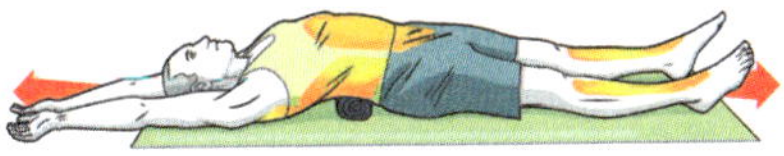

10. Kopf-bis-Fuß-Dehnung
(30 Sekunden) *Seite 80*

Um ein angenehmes Dehnerlebnis zu erreichen, gehen Sie am besten einmal um den Block oder marschieren einfach ein paar Minuten auf der Stelle, bevor Sie statische Dehnübungen durchführen. So kommt die Durchblutung in Gang, und die Muskeln erwärmen sich.

KAPITEL DREIZEHN

SPEZIALISIERTE ÜBUNGSFORMEN

Universelles Warm-up

Dieses aktive Aufwärmtraining bereitet Sie auf nahezu jede Art von Sport vor. Selbstmassage und dynamische Übungen erhöhen die Körpertemperatur und verbessern die Mobilität. Für einen Teil der Übungsfolge benötigen Sie eine Hartschaumrolle.

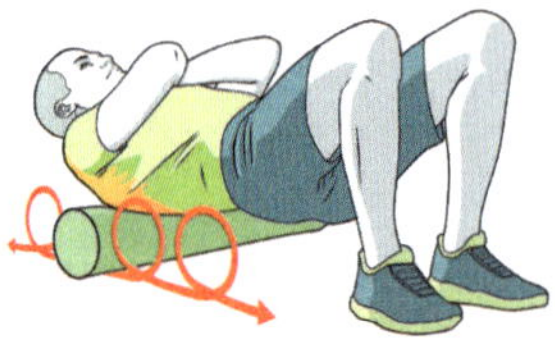

1. Myofascial Release für den Rücken (60 Sekunden) *Seite 66*

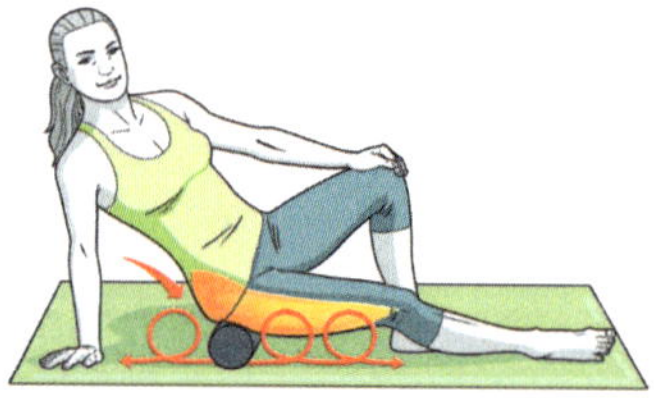

2. Myofascial Release für die Gesäßmuskeln (30 Sekunden je Seite) *Seite 94*

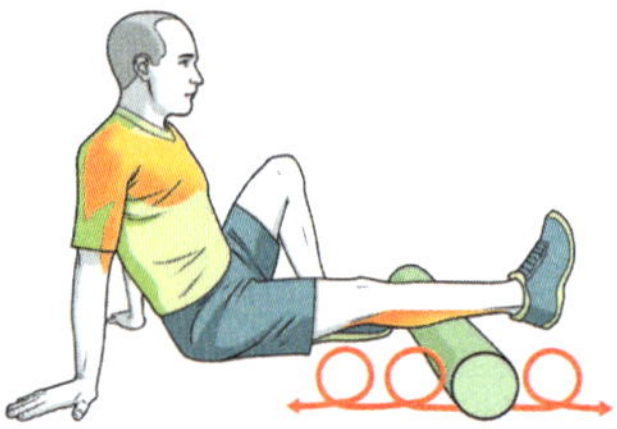

3. Myofascial Release für die Waden (30 Sekunden je Seite) *Seite 120*

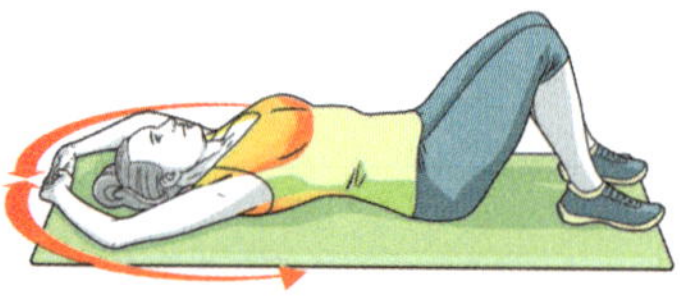

4. Liegender Engel (Floor Angels) (8 Mal) *Seite 42*

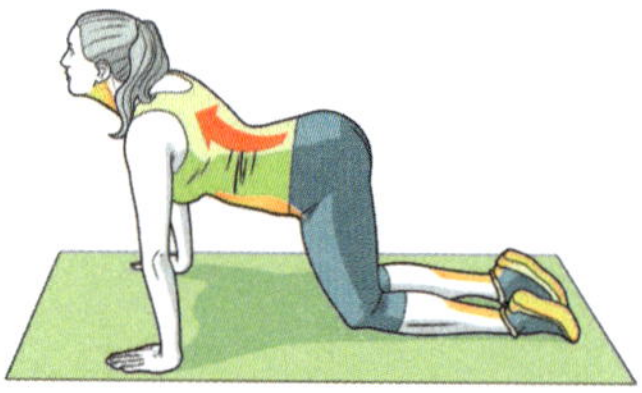

5. Katze-Kuh (6 Mal) *Seite 70*

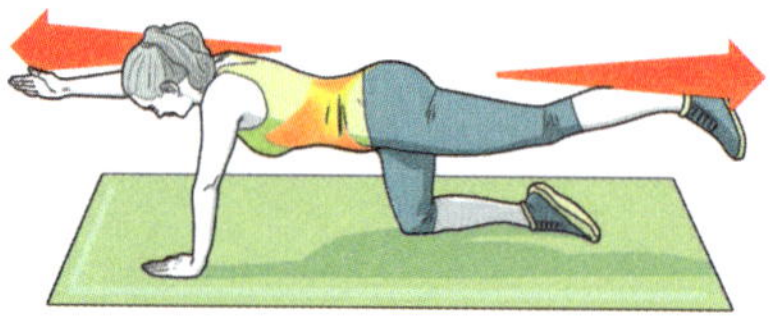

6. Vogel-Hund (6 Mal je Seite) *Seite 82*

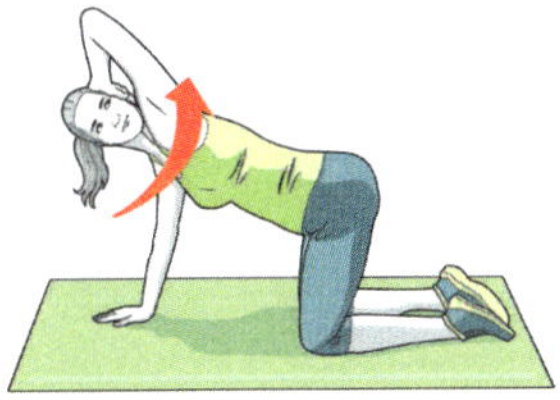

7. Rückendrehung auf allen vieren (6 Mal je Seite) *Seite 84*

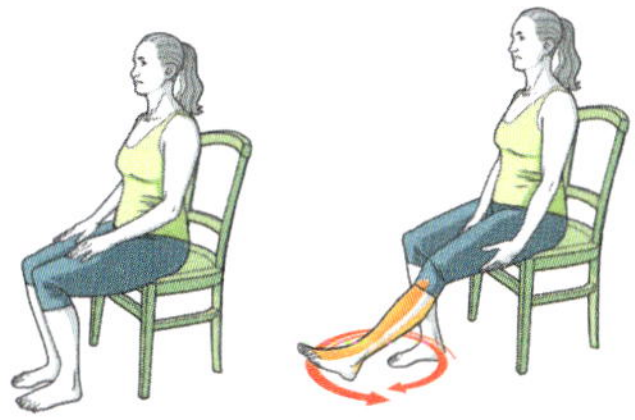

8. Fußkreisen (10 Mal je Seite, 5 in jede Richtung) *Seite 114*

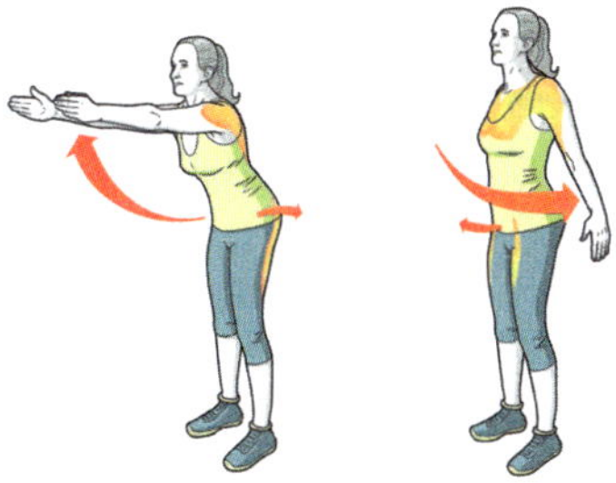

9. Beugen und Strecken (8 Mal) *Seite 50*

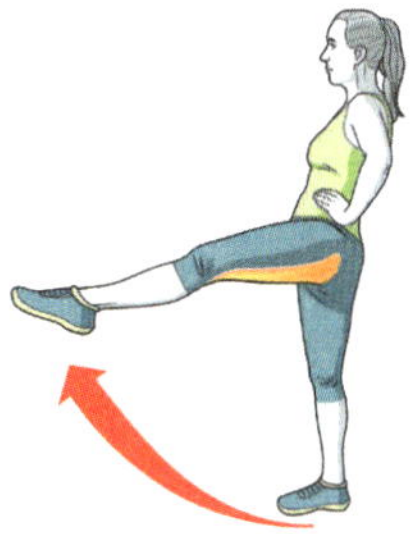

10. Beinschwingen (8 Mal je Seite) *Seite 96*

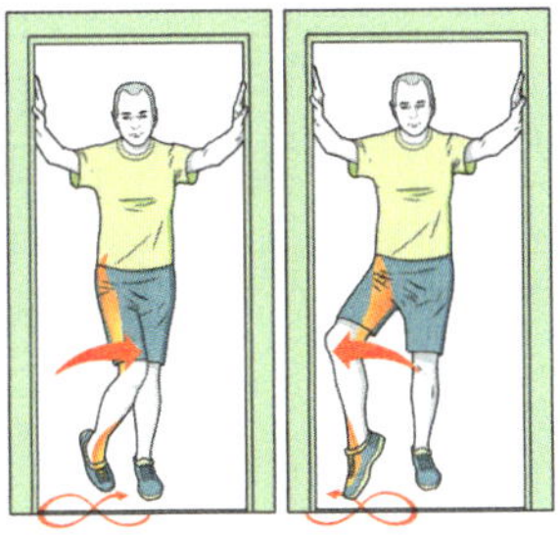

11. Achterkreisel mit Stütze (Figure 8) (8 Mal je Seite) *Seite 98*

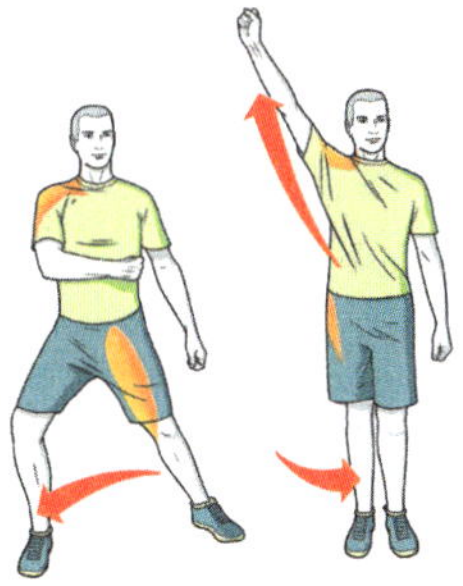

12. Große Diagonale (6 Mal je Seite) *Seite 100*

Indem Sie zunächst durch Myofascial Release die Gewebefestigkeit verbessern, können Sie Verspannungen lösen, die Durchblutung fördern und die Mobilität verbessern, sodass die Leistungsfähigkeit des ganzen Körpers erhöht wird.

Universeller Cool-down

Diese Übungsfolge ist perfekt für das Dehnen nach dem Training, denn sie lockert bewusst die wichtigsten Muskelgruppen, die üblicherweise bei Alltagsaktivitäten eingesetzt werden, einschließlich Waden, Oberschenkel, Hüften, Rumpf, Rücken, Brust und Schultern.

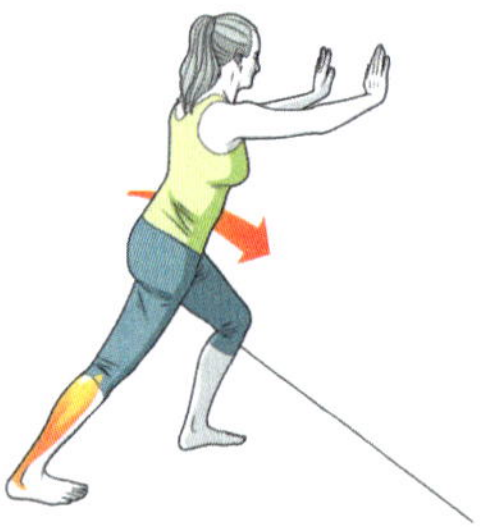

1. Wadendehnung im Stehen (30 Sekunden je Seite) *Seite 116*

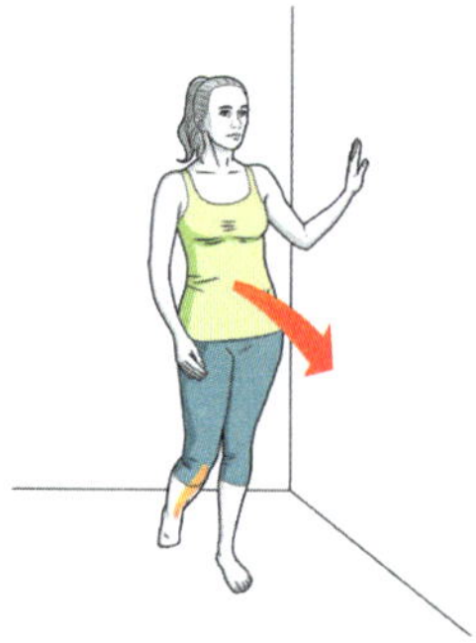

2. Schienbeindehnung (30 Sekunden je Seite) *Seite 118*

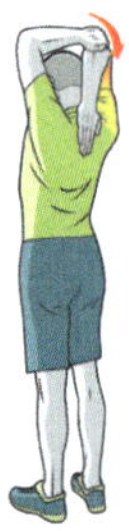

3. Trizepsdehnung über Kopf (30 Sekunden je Seite) *Seite 58*

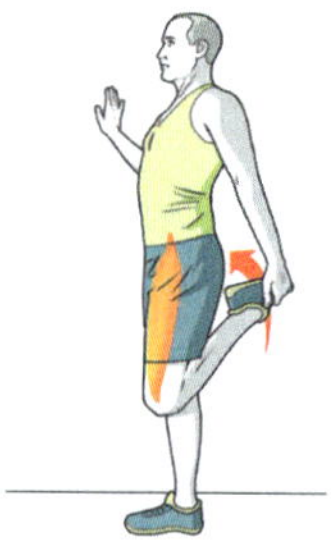

4. Quadrizepsdehnung im Stehen mit Stütze (30 Sekunden je Seite) *Seite 106*

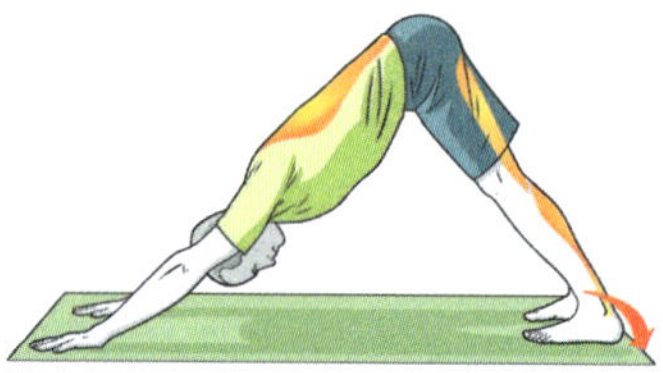

5. Herabschauender Hund (30 Sekunden) *Seite 122*

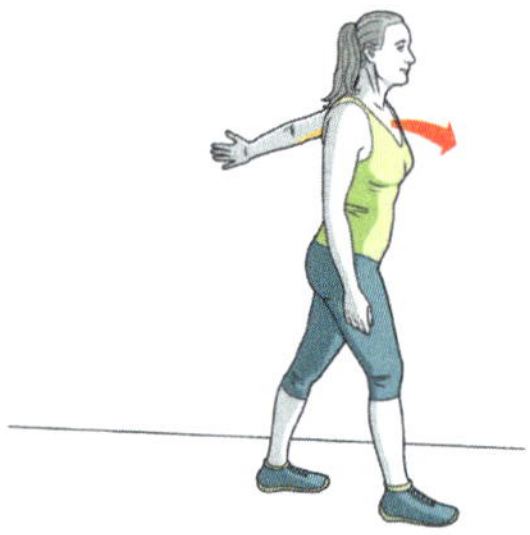

6. Bizepsdehnung (30 Sekunden je Seite) *Seite 56*

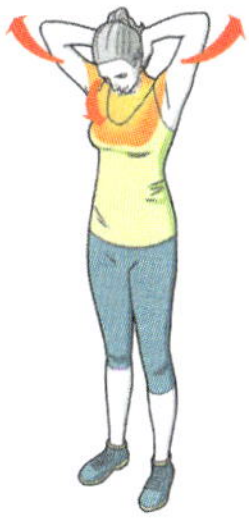

7. Herzöffner (30 Sekunden) *Seite 44*

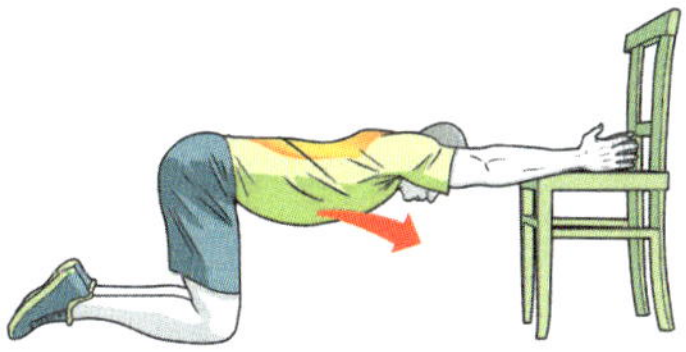

8. Rückendehnung im Knien (30 Sekunden) *Seite 78*

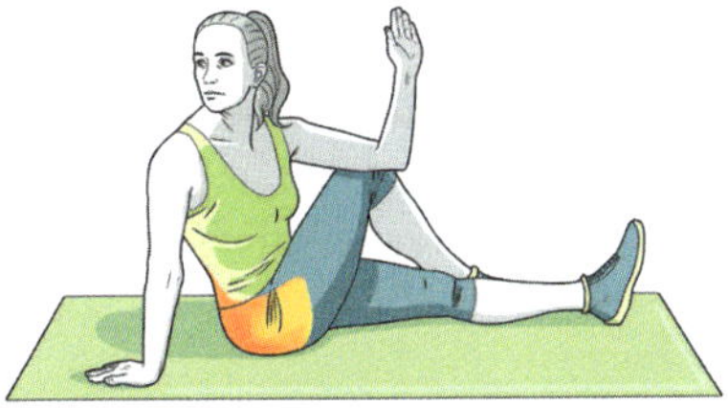

9. Halber Drehsitz (30 Sekunden je Seite) *Seite 88*

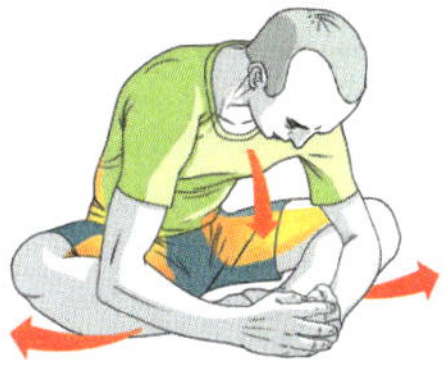

10. Schmetterling (30 Sekunden) *Seite 90*

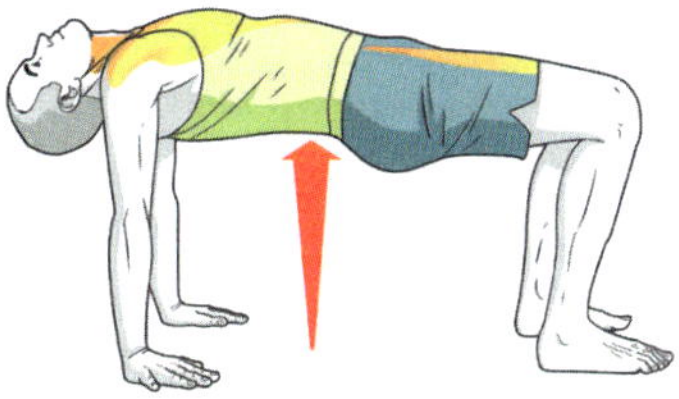

11. Tisch (Reverse Tabletop) (30 Sekunden) *Seite 52*

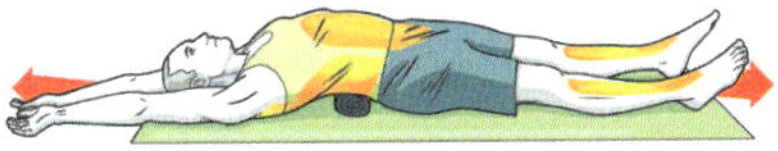

12. Kopf-bis-Fuß-Dehnung (30 Sekunden) *Seite 80*

Wenn Sie Zeit haben, sollten Sie jede dieser statischen Dehnübungen zweimal ausführen. Dazu halten Sie die Dehnung 30 Sekunden lang, ruhen sich 15 Sekunden lang aus und wiederholen die Dehnung weitere 30 Sekunden, also insgesamt 60 Sekunden pro Stretch.

Yoga lässt grüßen

Wie der Name schon sagt, habe ich dieses vom Yoga inspirierte Dehnprogramm entwickelt, damit der gesamte Körper durch langsames, rhythmisches und achtsames Ein- und Ausatmen durch die Nase gedehnt und zur Entspannung hingeführt wird.

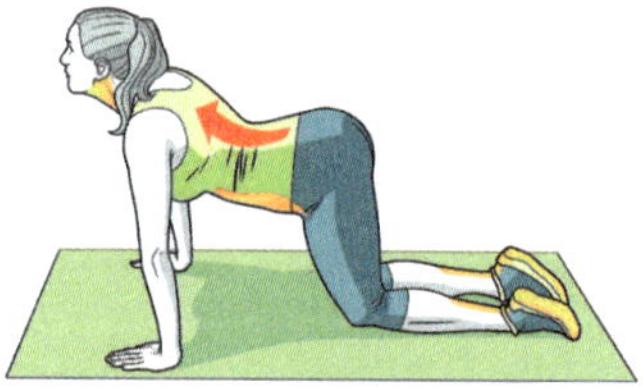

1. Katze-Kuh Kuh (5 Atemzüge) *Seite 70*

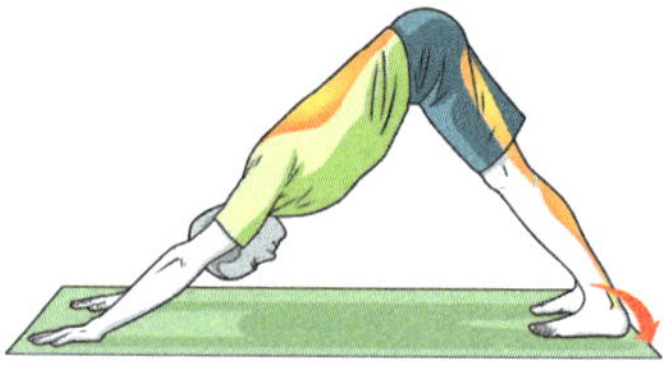

2. Herabschauender Hund Kuh (5 Atemzüge) *Seite 122*

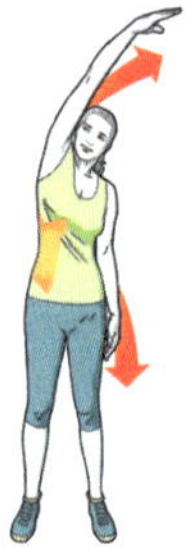

3. Mondsichel im Stand (5 Atemzüge je Seite) *Seite 74*

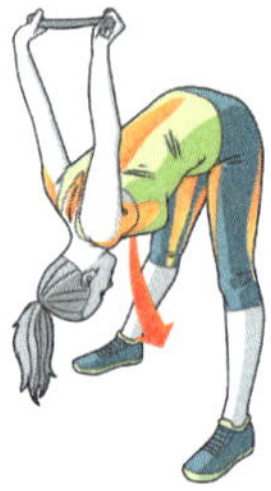

4. Vorbeuge mit Bruststreckung (5 Atemzüge) *Seite 108*

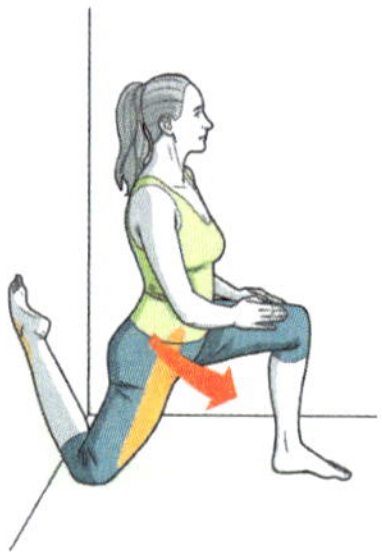

5. Tiefer Ausfallschritt an der Wand (5 Atemzüge je Seite) *Seite 110*

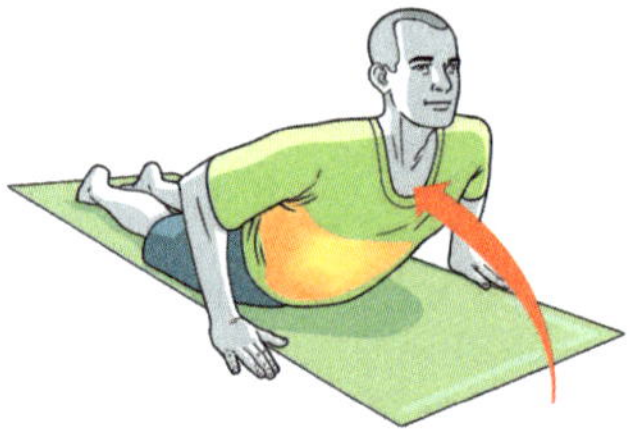

6. Tiefe Kobra (5 Atemzüge) *Seite 68*

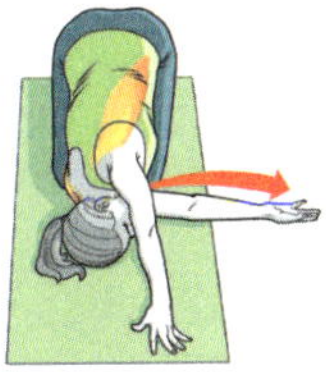

7. Nadel und Faden
(5 Atemzüge je Seite) *Seite 40*

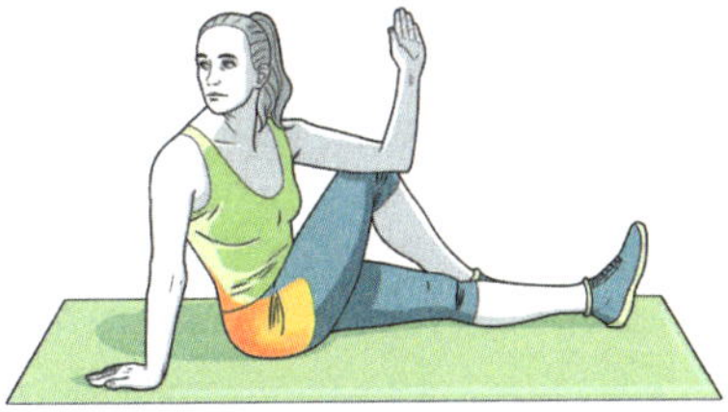

8. Halber Drehsitz
(5 Atemzüge je Seite) *Seite 88*

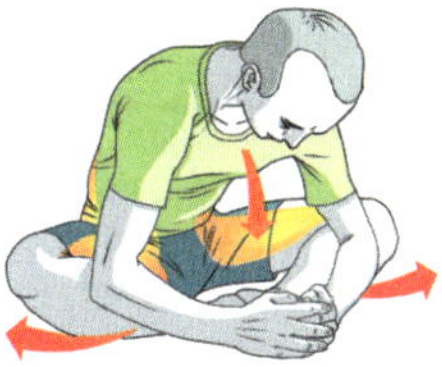

9. Schmetterling (5 Atemzüge) *Seite 90*

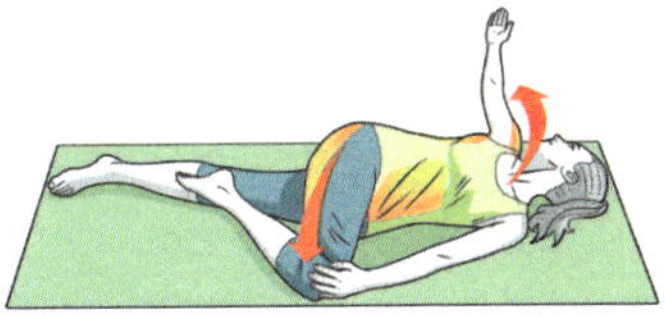

10. Drehung in Rückenlage
(5 Atemzüge je Seite) *Seite 72*

Statt die Dehndauer in Sekunden zu zählen, achten Sie lieber auf die Anzahl der Atemzyklen (ein Zyklus ist ein vollständiges Ein- und Ausatmen). Dadurch machen Sie sich auch das richtige Atmen während der Dehnung bewusst.

Rollen und Stretchen

Diese Übungsfolge kombiniert Myofascial Release mit statischem Stretching, um im Gewebe Geschmeidigkeit und Länge zu schaffen und zu verbessern. Das ermöglicht ganzheitliche Körperbewegungen. Für einige dieser Übungen verwenden Sie eine Hartschaumrolle.

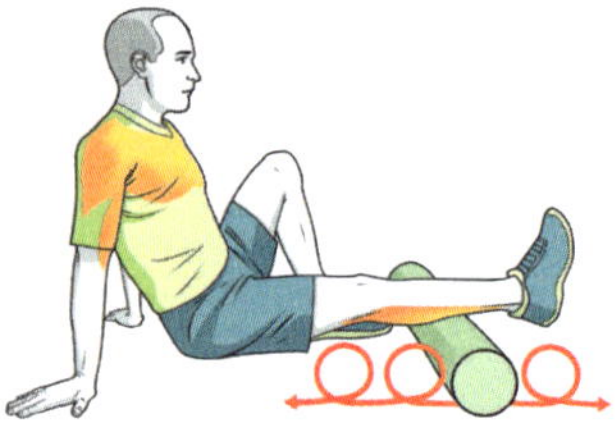

1. Myofascial Release für die Waden (60 Sekunden je Seite) *Seite 120*

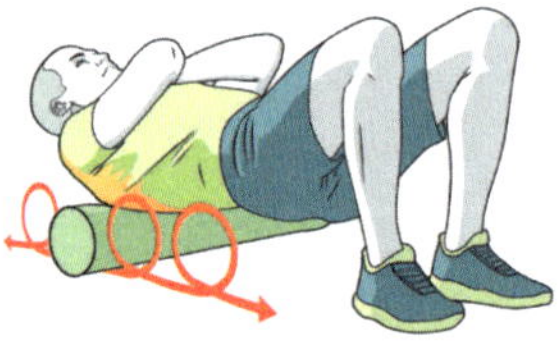

2. Myofascial Release für den Rücken (60 Sekunden) *Seite 66*

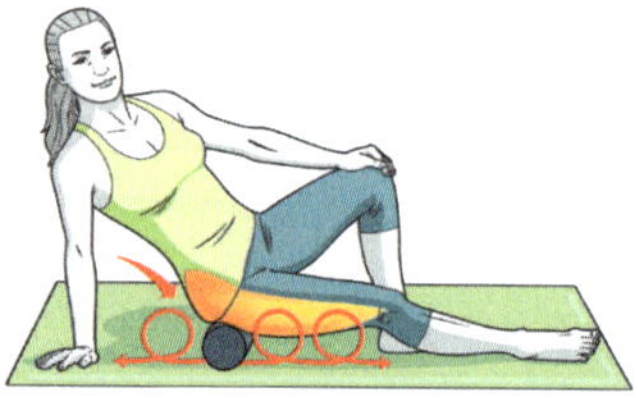

3. Myofascial Release für die Gesäßmuskeln (60 Sekunden je Seite) *Seite 94*

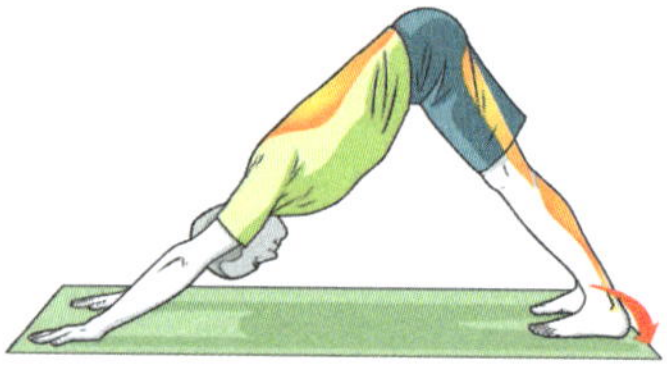

4. Herabschauender Hund (60 Sekunden) *Seite 122*

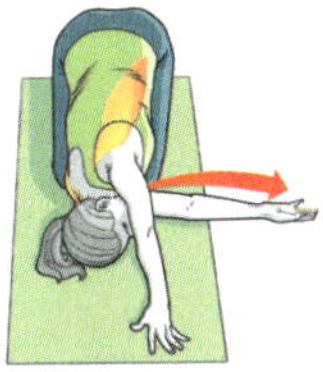

5. Nadel und Faden
(60 Sekunden je Seite) *Seite 40*

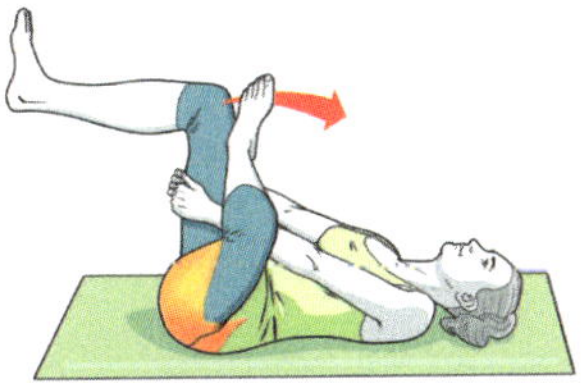

6. Nadelöhr (Figure 4)
(60 Sekunden je Seite) *Seite 92*

Wenn Sie unter Zeitdruck stehen, können Sie auch nur die statischen Dehnübungen (Nr. 4 bis 6) jeweils 30 Sekunden lang ausführen.

Stretching mit Hilfsmitteln

Um sich das Dehntraining angenehmer und leichter zu machen, verwenden Sie bei dieser Übungsfolge verschiedene Stützen und Hilfsmittel, beispielsweise einen Gurt, ein Band, ein Handtuch oder eine Wand.

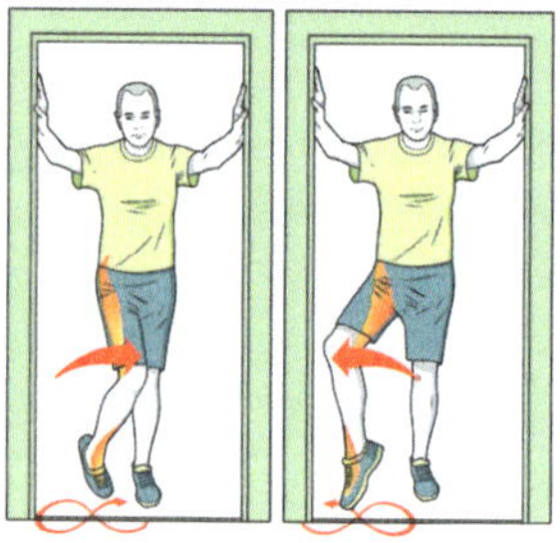

1. Achterkreisel mit Stütze (Figure 8)
(8 Mal je Seite) *Seite 98*

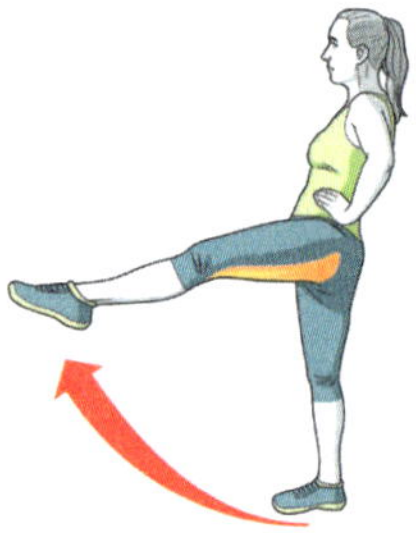

2. Beinschwingen (10 Mal je Seite) *Seite 96*

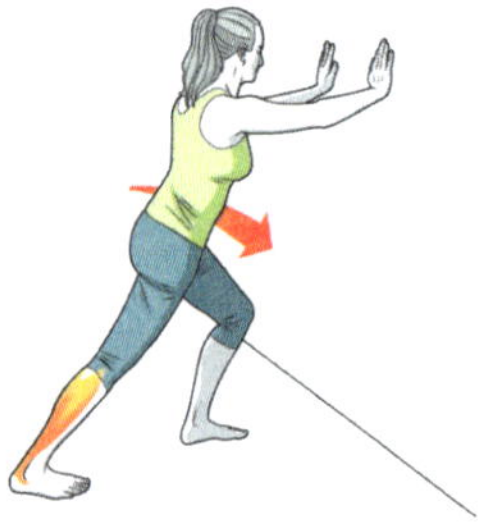

3. Wadendehnung im Stehen
(30 Sekunden je Seite) *Seite 116*

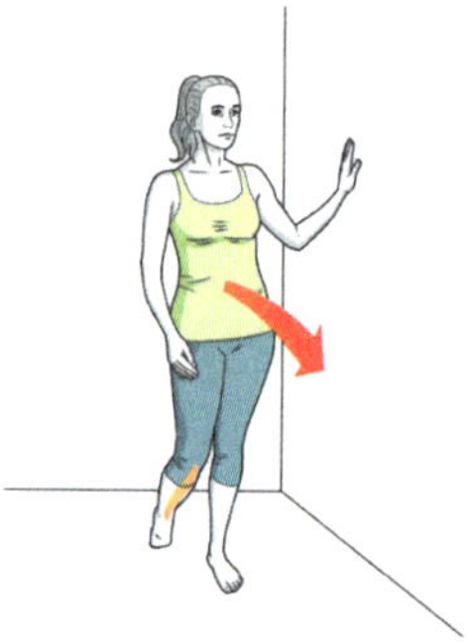

4. Schienbeindehnung
(30 Sekunden je Seite) *Seite 118*

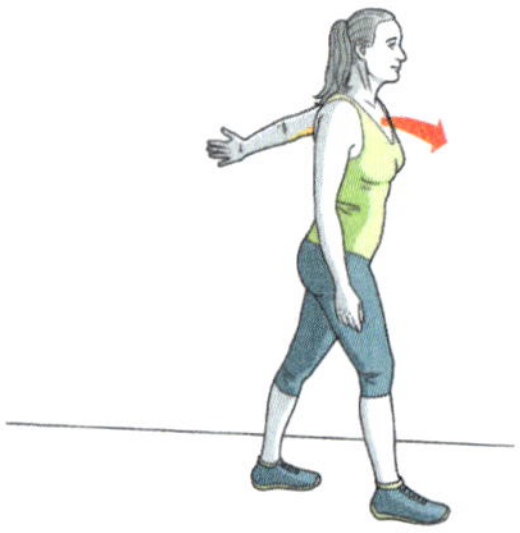

5. Bizepsdehnung
(30 Sekunden je Seite) *Seite 56*

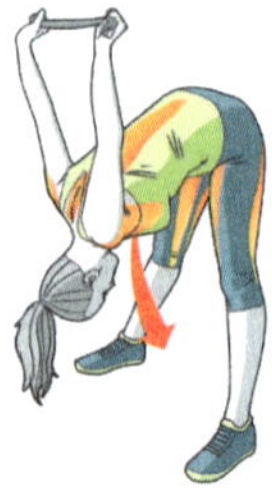

6. Vorbeuge mit Bruststreckung
(30 Sekunden) *Seite 108*

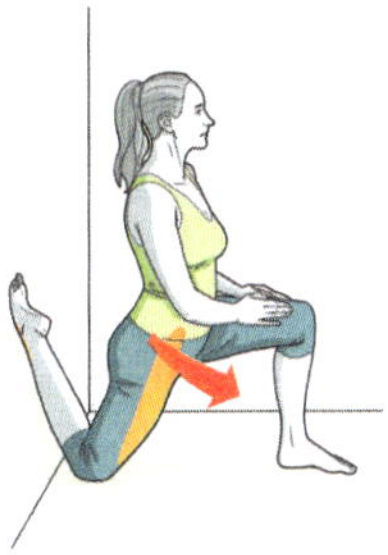

7. Tiefer Ausfallschritt an der Wand
(30 Sekunden je Seite) *Seite 110*

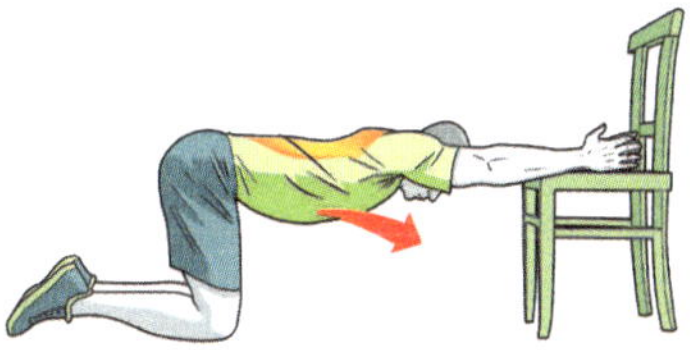

8. Rückendehnung im Knien
(30 Sekunden) *Seite 78*

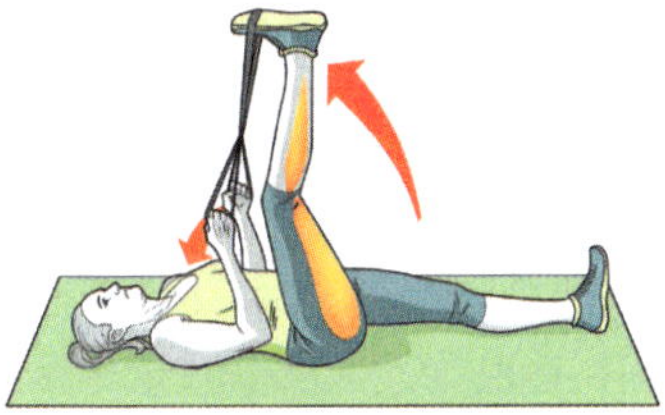

9. Schenkeldehnung im Liegen
(30 Sekunden je Seite) *Seite 104*

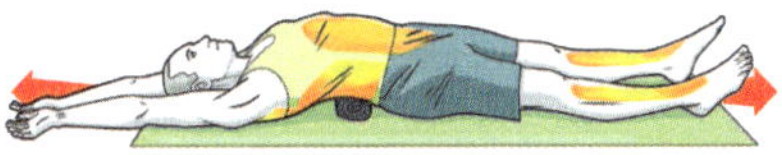

10. Kopf-bis-Fuß-Dehnung
(30 Sekunden) *Seite 80*

Falls Sie für die Vorbeuge mit Bruststreckung oder die Schenkeldehnung im Liegen keinen Gurt oder ein Band zur Hand haben, können Sie ersatzweise ein kleines Handtuch oder einen Gürtel verwenden.

KAPITEL VIERZEHN

IHR INDIVIDUELLES DEHNTRAINING

Sie sind Ihr eigener Trainer! Wenn Sie sich mit den Übungsfolgen in diesem Buch vertraut gemacht haben, können Sie mit etwas Mut und Kreativität auch Ihre eigenen Dehnprogramme zusammenstellen. Am besten befolgen Sie anfangs die vorgegebenen Trainingsabläufe aus Kapitel 10 bis 13 und ersetzen dann einfach jede Übung durch eine der Varianten, die ich bei jeder Dehnübung unter der Rubrik »Abwechslung« vorschlage. Wenn Ihnen die Varianten nicht reichen, können Sie auch Ihr eigenes Dehnprogramm entwickeln. Dazu kombinieren Sie einfach Dehnübungen aus Teil zwei und passen sie an Ihre eigenen Bedürfnisse und Trainingsziele an.

Wie ein gutes Dehntraining aussieht

Beim Erstellen eines individuellen Dehnprogramms sollten Sie die folgenden Prinzipien und Faustregeln beachten.

STATISCHE DEHNUNGEN IDEALERWEISE 60 SEKUNDEN HALTEN. Nach aktuellem Wissensstand wirken statischen Dehnübungen dann am besten, wenn sie insgesamt 60 Sekunden lang gehalten werden. Dabei kann man die Dehnung durchaus unterbrechen und in mehreren Wiederholungen ausführen, beispielsweise in 2 mal 30 Sekunden oder 4 mal 15 Sekunden. Wenn Sie mehrere Varianten einer Übung kombinieren, sollten Sie einfach darauf achten, dass Sie jede Dehnung insgesamt 60 Sekunden halten.

BEI DYNAMISCHEN ÜBUNGEN AUF DIE REIHENFOLGE ACHTEN. Denken Sie daran, dass der Körper von Tag zu Tag anders ist. Entscheiden Sie sich daher beim Zusammenstellen Ihres Dehnprogramms immer für die Übungsvarianten, die Sie schmerzfrei ausführen können.

EIN BEWUSSTSEIN FÜR DEN KÖRPER ENTWICKELN. Damit das Flexibilitätstraining optimal wirken kann, müssen Sie genau wissen, welche Körperteile Sie mit einer bestimmten Dehnübung bearbeiten. Beachten Sie beim Zusammenstellen Ihres Dehnprogramms, dass manche Dehnübungen mehrere Körperregionen betreffen und daher mehr Dehnwirkung bringen.

VERSCHIEDENE DEHNTECHNIKEN AUSPROBIEREN. Auch wenn bei den Übungen in diesem Buch hauptsächlich statisches und dynamisches Stretching zum Einsatz kommt, sollten Sie beim Erstellen Ihres eigenen Trainingsplans auch andere Dehntechniken ausprobieren, beispielsweise AIS *(active isolated stretching)* oder PNF (*proprioceptive neuromuscular facilitation,* siehe Seite 23). Beide Methoden sind sehr nützlich.

Professionelle Hilfe

Wenn Sie Ihren Weg in die Gelenkigkeit lieber nicht allein beschreiten wollen, können Sie sich von einem zertifizierten Personal Trainer professionell begleiten lassen, der Ihnen ein maßgeschneidertes Stretching-Workout zusammenstellt. Dabei werden nicht nur individuelle Fitnessziele berücksichtigt, sondern zum Beispiel auch bestehende gesundheitliche Probleme. Ein sachkundiger Personal Trainer kann Ihnen auch für jede Dehnübung die richtige Technik beibringen, sodass Sie garantiert den größtmöglichen Nutzen aus Ihrem Training ziehen. Die Arbeit mit einem Personal Trainer kann zudem Spaß machen und motivierend wirken. So wird regelmäßiges Flexibilitätstraining leichter, und man erreicht eher Fortschritte und Fitnessziele.

Beachten Sie, dass es wie in jedem Beruf auch bei Personal Trainern solche und solche gibt. Richtige Profis können ein Sportstudium, eine Physiotherapieausbildung oder ein TÜV-Zertifikat vorweisen.

WEITERFÜHRENDE INFORMATIONEN

Die folgenden Bücher, Berufsverbände und Websites sind vertrauenswürdige Quellen zum Thema Stretching, Fitness und Gesundheit.

BÜCHER

Biscontini, Lawrence: *The ABC's of Fitness: An Alphabet Guide to Wellness.* Delhi, Indien: FG2000, 2008.

Blahnik, Jay: *Full-Body Flexibility.* 2nd ed. Champaign, Illinois: Human Kinetics, 2010.

Freytag, Chris: *Move to Lose: Look and Feel Be.er in Just 10 Minutes a Day.* New York: Avery, 2004.

Martin, Cory: *Yoga for Beginners: Simple Yoga Poses to Calm Your Mind and Strengthen Your Body.* Berkeley, California: Althea Press, 2015.

Starrett, Kelly: *Sitzen ist das neue Rauchen. Das Trainingsprogramm, um lebensstilbedingten Haltungsschäden vorzubeugen und unsere natürliche Mobilität zurückzugewinnen.* München: riva, 2016.

ORGANISATIONEN

Bundesverband Personal Training: www.bundesverband-pt.de
Trainersuche: www.personalfitness.de

QUELLEN

American College of Sports Medicine *ACSM's Guidelines for Exercise Testing and Prescription*, 9th ed. Philadelphia: Wolters Kluwer/Lippincott Williams & Wilkins, 2014.

Costa, Pablo B., Barbara S. Graves, Michael Whitehurst, and Patrick L. Jacobs. «The Acute Effects of Different Durations of Static Stretching on Dynamic Balance Performance." *Journal of Strength and Conditioning Research* 23, no. 1 (January 2009): 141–147. doi:10.1519/JSC.0b013e31818eb052.

González-Ravé, José M., Angela Sánchez-Gómez, and Daniel Juárez Santos-García. «Efficacy of Two Different Stretch Training Programs (Passive vs. Proprioceptive Neuromuscular Facilitation) on Shoulder and Hip Range of Motion in Older People." *Journal of Strength and Conditioning Research* 26, no. 4 (April 2012): 1045–1051. doi:10.1519/JSC.0b013e31822dd4dd.

Herman, Sonja L., and Derek T. Smith. «Four-Week Dynamic Stretching Warm-Up Intervention Elicits Longer-Term Performance Benefits." *Journal of Strength and Conditioning Research* 22, no. 4 (July 2008): 1286–1297. doi:10.1519/JSC.0b013e318173da50.

Khalil, T. M., S. S. Asfour, L. M. Martinez, S. M. Waly, R. S. Rosomoff, and H. L. Rosomoff. «Stretching in the Rehabilitation of Low-Back Pain Patients." *Spine 17*, no. 3 (March 1992): 311–317. www.ncbi.nlm.nih.gov/pubmed/1533060.

Misner, J. E., B. H. Massey, M. G. Bemben, S. Going, and J. Patrick. «Long-Term Effects of Exercise on the Range of Motion of Aging Women." *Journal of Orthopaedic & Sports Physical Therapy* 16, no. 1 (1992): 37–42. doi:10.2519/jospt.1992.16.1.37.

Park, S. H. «Effects of Passive Static Stretching on Blood Glucose Levels in Patients with Type 2 Diabetes Mellitus." *Journal of Physical Therapy Science* 27, no. 5 (May 2015): 1463–1465. doi:10.1589/jpts.27.1463.

Ryan, E. D., T. J. Herda, P. B. Costa, J. M. Defreitas, T. W. Beck, J. Stout, and J. T. Cramer. «Determining the Minimum Number of Passive Stretches Necessary to Alter Musculotendinous Stiffness." *Journal of Sports Sciences* 27, no. 9 (July 2009): 957–961. doi:10.1080/02640410902998254.

Tekura, P., R. Nagarathnaa, S. Chametchaa, Alex Hankeya, and H. R. Nagendrab. «A Comprehensive Yoga Programs Improves Pain, Anxiety, and Depression in Chronic Low Back Pain Patients More than Exercise: An RCT. *Complementary Therapies in Medicine* 20, no. 3 (June 2012): 107–118. http://dx.doi.org/10.1016/j.ctim.2011.12.009.

Weng, M. C., C. L. Lee, C. H. Chen, J. J. Hsu, W. D. Lee, M. H. Huang, and T. W. Chen. «Effects of Different Stretching Techniques on the Outcomes of Isokinetic Exercise in Patients with Knee Osteoarthritis." *Kaohsiung Journal of Medical Sciences* 25, no. 6 (June 2009): 306–15. doi:10.1016/S1607-551X(09)70521-2.

Ylinen, J., H. Kautiainen, K. Wirén, and A. Häkkinen. «Stretching Exercises vs. Manual Therapy in Treatment of Chronic Neck Pain: A Randomized, Controlled Cross-Over Trial." *Journal of Rehabilitation Medicine* 39, no. 2 (March 2007): 126–32. doi:10.2340/16501977-0015.

DIE DEHNÜBUNGEN

DIE WORKOUTS

REGISTER

G

H

I

K

L

M

N

O

P